JN115016

# 書いて整える
# 1分間
# 瞑想ノート

吉田昌生

フォレスト出版

# はじめに——書けば整う。

「自分の考えを整理することが苦手」
「いつもイライラして誰かにあたってしまう」
「不安や心配事ばかり考えてしまう」
「瞑想にトライしたけどうまくできなかった」

そんな思いはありませんか？
もしもどれかひとつでも当てはまっていたら、ぜひ本書でご紹介する「書く瞑想」を実践してみてください。

**ペンとノートを使う「書く瞑想」は、シンプルかつ実践が簡単で、通常の目を閉じて行う瞑想と同じか、それ以上に自分の人生を変える効果があるものです。**

私は、瞑想家・マインドフルネス瞑想の専門家として活動をしています。今でこそ、多くの人にマインドフルネスを指導し、自分自身の心の安寧をキープすることができていますが、以前はそうではありませんでした。

20代の中頃の私は、自分の将来への不安、また親の期待を裏切って就職しなかったことに対する劣等感や罪悪感、孤独感に苛まれていました。

小さなことにもイライラしていつも何かに怒っている一方で、うまくいかなかったことばかり思い返してはクヨクヨしたり、やけになったりすることがありました。

そんな自分が変われたきっかけが**「マインドフルネス」**でした。

近年、「マインドフルネス」は世界中で注目され、うつ病などの精神的な疾患を抱える人はもちろん、GoogleやAppleなど、世界的な企業でも研修に取り入れられ、ビジネスパーソンへの研修などでも採用されている瞑想法です。

マインドフルネス瞑想に出合う前の自分が嘘のように変わっていきました。

マインドフルネスの効果に感動した私は、この素晴らしい恩恵を多くの人と分かち合いたいという想いから、2009年から様々な人にマインドフルネス瞑想の研究と指導を始めました。

最初は自分の教室やヨガスタジオ、スポーツクラブなどで指導していましたが、2015年以降は、指導先や受講生の幅が広がり、企業や病院、大学などでも講演するようになりました。

これまで10冊以上のマインドフルネスの入門書を執筆し、書籍やアプリ、YouTubeなどの媒体を通して、15年間、50万人以上の方にマインドフルネスを指導してきた経験から確信していることがあります。

それは、「瞑想は多くの現代人にとって必要なスキルである」ということです。

一方で、「うまく瞑想ができない」「瞑想が続かない」「効果を感じられない」という人もたくさん見てきました。

そんな方たちにおすすめしたいのが**「書く瞑想」**です。

## 「書く瞑想」とは何か？

本書でご紹介する「書く瞑想」は、私自身が研究し実践してきたメソッドです。

長年マインドフルネス、脳科学、心理学、コーチングを研究する中で生まれた方法で、シンプルかつ簡単ながら、思考と感情を整理できるだけでなく、深い自己洞察、自己治癒、行動改善を行うことができます。

「書く瞑想」には、いくつかのプロセスがありますが、最も基本的な方法は、

**ジャッジせずに自分の頭の中にあるものを書き出す**

ことです。

詳しくはこのあとご紹介していきますが、**限られた時間の中で集中的に頭の中にある考え、不安、思い、感情、気になっていることなどを書き出すことで、思考と感情が整理され、不安やストレスといったものが軽減されます。**

そして、さらに頭の中から出てきたものを深掘りしたり、自分に質問を投げかけたりすることでさらなる「気づき」を生み出すことができます。

通常の瞑想と違うのは、自分の思考、パターン、癖が「見える化」され、それらを

取り扱いやすくなることです。

シンプルに言えば、**「気づき」を「行動」に落とし込めるようになる**のです。

自分の思考、行動、パターンは「気づき」によって変えられます。しかし、瞑想で苦しくなるような心の癖に気づいても、なかなか自分を変えられない人もいます。人は忘れてしまう生き物。意識しなければ毎日の忙しさに流され、「気づき」を行動に変えることがなかなかできません。

一方、**日々、ノートを書いていくと、自分自身の思考やいつも抱いている感情のパターンが見えてくるだけでなく、それに対して、何を手放し、どのように行動していくか、という具体的な行動改善につなげていくことができる**のです。

本書でご紹介する「書く瞑想」は、瞑想が習慣になっている人も、瞑想をしたことがない人、瞑想をやめてしまった人・続かなかった人にとってもおすすめのメソッドです。

瞑想に苦手意識がある人も大丈夫です。

もしも続かないとしたら、それはあなたが瞑想に向いていなかったわけではなく、自分に合った方法——書く瞑想——を知らなかったからかもしれません。

最後まで読んで実践していくことで、「この本のおかげで変われた」と感じていただけるような実践的で役に立つ内容になるように心がけました。

特別な道具は必要ありません。ただ、ノートとペン、そして自分自身に対するオープンな心があれば始められます。ノートを準備して実際に手を動かしながら実践してください。

この本を読んだあなたが生きやすく、自分の人生を良くしていくきっかけになれば、著者としてこれほど嬉しいことはありません。

吉田昌生

はじめに——2

# 第1章

# 瞑想が続かないあなたへ

なぜ、瞑想は難しく感じるのか？——18
効果・メリットがあるのに瞑想が続かない理由
瞑想が続かないのはあなたが悪いのではない
瞑想が続かない4つのボトルネック——25
ボトルネック1　時間がとれない
ボトルネック2　瞑想のハードルが高い
ボトルネック3　効果が実感できていない
ボトルネック4　続いていない
「書く」という瞑想法——33
「書く瞑想」はなぜいいか？
メリット1　短い時間でできる
メリット2　実行のハードルが低い

メリット3　形に残り、継続的に行動の変化が起こせる
メリット4　毎日続けなくていい
書く瞑想は本当に効果があるのか？——40
心がひとつのことに集中していたらそれが瞑想
書く瞑想を行うとどういった効果が得られるか？——48
効果1　思考と感情の整理ができる
効果2　ストレスが軽減される
効果3　メタ認知能力が高まる
効果4　自己洞察力が深まり、自分を変えられる
効果5　新しい視点から見る力が高まり、共感力が手に入る
効果6　前頭前野が活性化し、感情のコントロールがうまくなる

## 第2章　「書く瞑想」の基本

書く瞑想の3種の神器——60
書く瞑想で用意するもの

書く瞑想
1分間ノートの基本


ステップ1「頭の中を書き出す」——62
ステップ2「ひとつ選んで深掘りをする」——68
ステップ3「テーマ×質問する」——74
■書く瞑想がはかどる30の質問
■「質問」をすると、思考は動き出す
書く瞑想の「振り返り」で気づきは10倍変わる——81
■振り返りに使える「1N1W1H」
書く瞑想で大事にするべき2つのポイントとは？——85
■頭の中にあるものを評価しない
朝、昼、夜のジャーナリングワーク——89
■朝の1分間ジャーナリング
■昼の1分間ジャーナリング
■夜の1分間ジャーナリング
「書く瞑想」Q&A——95

第3章

# メンタルを整える「書く瞑想」

書く瞑想を続けるにあたって——100
感情の波を乗りこなす——102
EQを高める方法～感情とうまく付き合うための3ステップ～
EQを鍛えるジャーナリングワーク
「感情の語彙力」を鍛える
ラベリングの方法——112
1分間の書くラベリング瞑想
ストレスを消すメソッド「S・T・O・P」——116
「O」観察のコツ

第4章

# 自分を癒やす「書く瞑想」

自分を癒やすための「書く瞑想」——122
ストレス・不安を軽減するコツ
モヤモヤが消えるジャーナリングメソッド——126
ステップ1　問題をすべて書き出す
ステップ2　分けて、優先順位をつける
ステップ3　「問題」を理解し、「時間軸」で整理する
「そもそも解決できない問題」は手放そう
「漠然とした不安」は具体化すると消えていく
「イライラ・怒り」を静める思考法——137
ステップ1　S・T・O・P
ステップ2　一次感情に気づく
ステップ3　期待に気づく

落ち込んだときのジャーナリング――149
■ 失敗時のジャーナリング3ステップ
■ セルフコンパッションを養う習慣
ベネフィット・ファインディング――160
■ 最悪の出来事から自分を立ち上がらせる方法
感謝の書く瞑想――163
■ 感謝の書く瞑想ワーク
過去へのとらわれを手放す――171
■ 瞑想は「カルマの浄化」でもある

# 第5章

# 未来の行動を変える「書く瞑想」

セルフコーチングとしての「書く瞑想」――180
■ 現在と未来を整えるワーク

第6章

# 瞑想しない「瞑想習慣」

やりたいことが見つかるジャーナリング――184
欲求を分類してみる
思いつかないときにやるべきリストアップ
未来を変えていく「書く瞑想」――190
目標を達成するためのジャーナリングワーク
未来の選択肢を増やすイメージトレーニング
不安を整理し行動を改善するジャーナリング――195
不安をリストアップするだけでストレスが消える理由
不安を緩めるシミュレーション技法「シナリオ法」
自信を高めるジャーナリングワーク――200
小さな成功体験をリスト化していこう

執着しているものを手放す習慣——206
■「考えないようにしよう」ではうまくいかない
■手放すための書く瞑想ワーク
他人に期待をしない習慣——211
■苦しみを3つに分ける
「何もしない時間」を大切にする習慣——216
■「何もしない」が難しい理由
■怠ける日を決める
「呼吸を意識する」という習慣——224
■1：2の呼吸法
ベッドの中で「ボディスキャン」をする習慣——228
■ボディスキャンを実践する3ステップ
おわりに——234

ブックデザイン：小口翔平+須貝美咲（tobufune）
イラスト：たかまつかなえ
DTP：野中賢／安田浩也（システムタンク）
編集協力：鹿野哲平

# 第1章

# 瞑想が続かない
# あなたへ

# なぜ、瞑想は難しく感じるのか？

瞑想は、心の健康や精神的な平和を実現するための素晴らしい手段です。

瞑想の起源は紀元前1500年頃といわれ、とても長い歴史を持っています。もしも瞑想になんの効果もなければ、何千年も人から人に語り継がれることはなかったでしょう。

近年、脳科学の分野にて瞑想研究が進んだことで、瞑想をすると脳の構造が変わることも知られてきました。たくさんの論文が発表されたり、テレビや雑誌で特集が組まれたり、2023年初めにはニューヨークの公立学校でも瞑想が必修になりました。ニューヨーク市内全域にある幼稚園から高校までのすべての公立校では、毎日2～5分間の瞑想が実践されるようになりました。

瞑想をすると、記憶力や集中力、学習能力を司る脳の領域が変わり、感情調整能力が高まります。脳と心が変わることで、不安障害やうつの症状が改善したり、ネガティブ感情とうまく付き合えるようになったりするのです。

実際、私自身、もともとネガティブな性格だったのですが、瞑想を継続していったことで、感情への適切な対処法が身につき、生きるのが楽になり、毎日が楽しくなりました。私のもとには、

「幸福感が高まった」
「気持ちが落ち着いた」
「薬を飲まなくて良くなった」
「よく眠れるようになった」
「怒りや悲しみに振り回されることが減った」
「ありのままの自分を受容できるようになった」

など、毎日たくさんの喜びの声をいただきます。

## 効果・メリットがあるのに瞑想が続かない理由

ただ、同時に次のような言葉を耳にする機会が増えました。

「マインドフルネスに興味を持ったので、結構勉強してやっていたのですが、実は続けられていないんです。マインドフルネス瞑想が良いものだとはわかっているんです。だから、またやろう、またやろうと思っているんですが、時間がなくて……」

これは私の知り合いの方が言った言葉です。これ自体は「まあそういう方もいるだろう」とは思っていたので、とくに驚きはありませんでした。

しかし、その方だけでなく、結構な数の人から同じような言葉が出てきたのです。

「瞑想をする時間がない」

「何もしないで、じっと座っていることが難しい」

「色々なことを考えてしまって集中できない」

「眠ってしまった」

「効果を実感できずやめてしまった」

「瞑想は自分には向いていない」


数年前、言葉としても多くの人に認知される機会があった「マインドフルネス」が、今では誰もが当たり前に実践している習慣になっているとはとても思えません。

実践を継続された方の多くから効果を感じていただけた反面、実践を継続するのが難しいという声もいただきます。

このようなメッセージをいただくたびに現代人にとって瞑想は簡単ではないということを痛感します。メッセージを送ってくださる多くの方は、瞑想すると良い効果があるということを頭では理解しています。

しかしながら、その効果を実感するには、一定期間続ける必要があります。

なぜなら、瞑想の効果として謳われているものは、継続的に続けていくことで実感できるものが多いからです。

もちろん、すぐに効果を実感できる部分もありますが、1回やっただけですべての効果を体感できたという方は少ないはずです。

実際、マインドフルネスを含む瞑想は、習慣として継続して行うことで多くの恩恵を得ることができます。ですから、ほんの数回やってみただけでやめてしまう人が多いというのは、本当にもったいないことです。

先日も、企業研修で参加者にアンケートをとった際、「マインドフルネスを知っている人」の数は5年前よりも確実に増えています。しかし、「実践している人」の数はあまり増えていません。

仕事柄、色々な人に聞いていますが、マインドフルネスの認知は高まりましたが、日々瞑想を実践できている方は、そんなに多くないというのが実情のようです。

## 瞑想が続かないのはあなたが悪いのではない

ここまで読んで何を感じていますか?

もしも「私も瞑想は難しいと思っている。瞑想を始めたけど続かなかった」と感じていたとしても、どうかご自分を責めないでください。

**瞑想が続かないのは、あなたのせいでも、あなたが悪いのでもありません。**

伝統的な実践では、坐法を組んで、静かに沈黙して座ることが推奨されていますが、これが現代に生きるすべての人に合うとは限りません。

約2600年前のブッダの時代であれば、静かに沈黙して座るだけで、気づきはすぐに広がって、悟りを得ることができたのかもしれません。

しかし、私たちが暮らす環境は2600年前とは大きく様変わりをしています。

仕事や勉強など、やるべきことが多く、便利な都市生活に慣れ切った現代人の身体と心に蓄積した過剰なエネルギーが、私たちを静かにはさせてくれません。インターネットやスマホなどのデジタルデバイスが登場して以降、さらに今に集中することが難しくなりました。

古代のヒンドゥー教徒から見たら、現代は「カリ・ユガの時代」といえるでしょう。カリ・ユガとはヒンドゥー教に伝わる歴史サイクルのひとつで、人々の心が乱されている暗黒時代のこと。

環境が汚染され、疫病が流行り、政治も腐敗し、すべてが堕落していく時代であると、２０００年以上前の叙事詩「マハーバーラタ」に書いてあります。

現代人は、外側のノイズと、内側に溜め込んだストレスや感情によって、意識が曇り、エネルギー的にも重く、落ち着かない状態がデフォルトなのでじっと座ることさえ難しくなってきています。

私たち現代人にとってなぜ瞑想は難しく感じる理由はここにあります。

幸いなことに現代では、このような時代と人々のライフスタイルの変化に合わせて、座る瞑想以外にも様々な自己認識力を高める方法が誕生し、その効果が認められています。

瞑想が続かなかった方は、自分に合ったやり方を知らなかっただけで、自分に合うやり方を知って変化を実感することができれば、自然に続くようになるはずです。

本書では、現代人に合ったやり方で、最も継続しやすく効果を実感できる手法を紹介していきます。

# 瞑想が続かない4つのボトルネック

なぜ、「瞑想が続かないのか?」その原因を私なりに解き明かしたいと思います。
次の4つに収斂《しゅうれん》されるのではないかと思います。

- 時間がとれない
- 瞑想のハードルが高い
- 効果が実感できていない
- 続いていない

ひとつずつ、見ていきましょう。

ボトルネック1

## 時間がとれない

瞑想が続かないという人の多くが「時間がない」と言います。日々の仕事が忙しく、すでに埋まっている時間、予定、やりたいことが大量にある中、瞑想の時間をつくることは案外難しいものかもしれません。

近年よく耳にするようになったキーワードのひとつが「可処分時間」です。「可処分時間」は、可処分所得の時間版の概念で、自分が自由に使うことのできる時間を指します。もちろん、時間は有限で、どれだけ時代が変わろうとも365日、1日24時間しかありません。

ある調査によると、睡眠や食事といった一次活動、仕事や家事・育児といった二次活動を除くと、人は6時間程度しか自由に使える可処分時間はないといわれています。ただそれでも、6時間もないと思う人がほとんどのはずです。実質1~2時間という人も少なくないでしょう。

かつては、テレビ、読書、音楽鑑賞が主だった可処分時間ですが、現在はそこにインターネットやスマホ、SNS、動画視聴などの時間が入ったことで、ますます時間のない生活スタイルになってきています。

スマホが現代における ほとんどすべての人の必需品になり、誰もがSNSやインターネットにアクセスできるようになったことで、多くのコンテンツ企業は「いかにお客にお金を使わせるか」ではなく「いかに自社サービスに時間を使ってもらうか」に智恵を絞るようになりました（このように、人々の限られた「注意」を獲得することが経済的価値を持つという考え方を「アテンションエコノミー」と言います）。

その結果、インターネットサービスのほとんどが無料で、依存心をくすぐられるようなゲーム性や中毒性を持つように意図的に設計されていますよね。

このような状況ですから、瞑想する時間がないというのもある意味納得です。

## ボトルネック2　瞑想のハードルが高い

私はこれまで世界を約40カ国旅して様々な聖地や寺院、リトリートセンターで瞑想してきました。たいていそのような場所は整っていて、空気が澄んでいて静かです。座って自然を感じて、呼吸しているだけで心が落ち着きます。海や森などの自然豊かな場所、神社やお寺、ヨガスタジオなどの気が整えられた場所にいくと、自然と呼吸が深くなり、清らかな気分になりますよね。

綺麗で整った空間で瞑想すると、集中が深まりやすくなります。

しかし、いま日本人が瞑想を習慣にしようとしても、そんな環境はなかなか用意できません。

まず、自分の部屋に瞑想スペースをつくる必要があります。部屋が狭かったり、片づいていなかったりする環境だと、「瞑想する前に片づけをしなきゃ」と、瞑想を行うためのハードルを上げているかもしれません。また、家族、とくに子どもがいると静かなひとりの時間を用意するのも難しいですよね。

家族が一緒に瞑想をしてくれるならまだいいですが、パートナーが瞑想に興味がなかったり、子どもがいたりすると瞑想するどころではないはずです。

つまり、瞑想時間を確保するだけでなく、瞑想する環境や場所・スペースを用意するという壁があるのです。

仮に一度できた人も、忙しくて帰宅時間が遅かったり、疲れていたり、家で別の予定があったりするともう難しくなりますよね。

「瞑想をすること自体ハードルが高い」ということは、すなわち習慣化が難しいということです。勉強でもダイエット、片づけ、貯金などなんでもいいですが、どんな習慣を身に着けようとするにしても、行動のためのハードルは低くなければいけません。仮にハードルが低くても習慣化は簡単なことではないからです。

にもかかわらず瞑想というハードルが高いのであれば、習慣化が難しいのは当然だといえるかもしれません。

ボトルネック3
## 効果が実感できていない

最初に紹介した通り、瞑想は脳科学的にも効果は実証されていますし、肉体的にも精神的にも効果があります。心理的な不安感、思考が整い、集中力もレジリエンスも上がっていきます。

しかし、それが実感に至っていないのではないかという仮説が見えてきました。

その理由のひとつが、「目には見えない／形として残らない」というものです。

というのも、瞑想は気づきを得るためのものですが、その得た気づきを日常生活に活かす行動を行っていないことが多い気がしています。

例えば、瞑想をする中で「自分は以前言われたことをずっと繰り返し考えてしまう心の癖があるんだな」と気づいたとします。

しかし、瞑想が終わって少しすると、その気づきを忘れてしまうという人が一定数いらっしゃるのです。もちろん、気づきを行動に活かさなかったとしても、瞑想そのものの効果は得られているはずです。

しかし、「自分の人生が変わっている」という実感が得られていないのです。

また、なんとなく瞑想をやっている場合や、数回だけしか瞑想をやらなかった場合も効果を実感できずに終わってしまう可能性があります。実感として何も自分が得られた感覚がなく、実際何か形に残っているわけでもないですから、そうなると当然「何をやっているんだろうな」と無意味感を覚える人もいるでしょう。

ボトルネック4

## 続いていない

最後に、「続いていない」ということが、続かない原因なのではないかと思います。

「続いていないことが、続かない原因？　ふざけているの？」と思う方もいらっしゃるかもしれません。

瞑想は一定期間続けることで効果を実感できるものです。もちろん、「スッキリした」という感覚は1回やっただけでも感じられるはずですが、目に見えて変わるのは一定期間続けた人です。

つまり、「魔法のように一瞬で変わる」という即効性を求めすぎていると、「あれ？これだけ？」みたいな感覚になり、それが期待していたものとのズレとして続かない理由になり得るのです。

以上、4つのボトルネックが瞑想を続けられない原因になっているのではないかと思います。

いかがでしょうか。

「自分には集中力がない」「せっかく瞑想をやったけど続けられない自分は、なんてダメなんだ」と自分を責めないでください。

繰り返します。

瞑想が続かないのは、あなたのせいでも、あなたが悪いのでもありません。

伝統的な実践方法が、現代に生きるすべての人に合うとは限りません。

そして、この本では、あなたに合った無理なく長期的に続く実践方法を紹介しますのでどうか安心してください。

## 「書く」という瞑想法

### 「書く瞑想」はなぜいいか？

瞑想が続かない人、現代日本でマインドフルネスを実践したいすべての人におすすめする手法が「書く瞑想」です。

「書く瞑想」は、ジャーナリングと呼ばれています。ジャーナリングは、Googleのマインドフルネス研修プログラム「Search Inside Yourself（サーチ・インサイド・ユアセルフ）」でワークとして取り入れられたことでビジネスの世界でも有名になりました。

私の養成講座の中でも「書く瞑想」をやっていただいています。本書で取り扱うのは、講座や書籍でお伝えしているジャーナリングメソッドはもちろん、これまでほとんど伝えてこなかった私自身が実践していく中で体系化した「書く瞑想」になります。

なぜ、書く瞑想が良いのか。それはマインドフルネス瞑想とほぼ同等、ある側面ではそれ以上の効果が得られること。

そして、ここまでお伝えしてきた瞑想が続かないと悩む人の4つのボトルネックを解消するシンプルかつすごいメソッドだからです。

改めて4つのボトルネックを見てみましょう。

- **時間がとれない**
- **瞑想のハードルが高い**
- **効果が実感できていない**
- **続いていない**

**書く瞑想のすごいところは、この4つのボトルネックをすべて解消できる瞑想メソッド**であることです。

メリット1

## 短い時間でできる

「時間がとれない」という悩みでしたが、書く瞑想で必要なのは、基本は1分です。もちろんそれ以上にやっていただいてもかまいませんが、基本1分間と区切ることで、ノートに向かっている際の集中力が高まり、より効果を感じやすいです。区切りがあることで、ダラダラと続けることがないため、またやってみようとなりやすくなっています。

また、「時間がない」という言葉には、「ほかにやりたいこと、しなきゃいけないことがある（から、時間がない）」という意味が隠れています。それらをしたいのに、「床にスペースをつくって座禅を組んで20～30分時間をつくらなきゃいけない」。これがなんとなく腰が重く感じてしまうポイントです。

**しかし、1分間瞑想ノートであれば、仕事や勉強、インターネットなど、机に向かっているスキマ時間に1分間つくるだけ。**

しかも、思考を使わず、頭の中にあるものを書き出すだけだから「何かをする」という脳の負担も非常に軽いです。もちろん、自分の内面と向き合う必要があるのですが、通常の瞑想よりも実行する難易度は大きく下がります。

メリット2

## 実行のハードルが低い

書く瞑想がいいのは、「実践のためのハードルが低い」ことです。

これまでの瞑想では、場所と環境の問題がありました。瞑想しようとすれば、部屋が片づいていないことが気になったり、部屋で瞑想する場所を確保する必要があったり、家族と生活しているので瞑想しにくい……など、実践しにくく感じるハードルがいくつもありました。

しかし、この「書く瞑想」には、スペースは必要ありません。

**必要なのはノートとペン1本。しかも時間は1分でOK。**

自分の部屋の机でいつも仕事や勉強をしているように、ノートに書くだけです。

家族から瞑想を始めたことで変に思われることもありませんし、「ちょっと集中したいから、少しだけ静かにしていて」と声をかけておけば、話しかけられる心配もありません。また、慣れてくれれば生活音や周りで話している声が耳に入ったとしても、集中して〝瞑想〟に取り組めます。

メリット3

## 形に残り、継続的に行動の変化が起こせる

そして、効果が実感できないということですが、この原因である「目に見えない／形として残らない」ということもノートであれば、そういったことはありません。

**瞑想としての効果はもちろん、そこでの気づきを実際に「見える化」することで、自分の思考、感情、行動の変化がよりわかりやすくなります。**

また、書く瞑想の大きな特徴として、「振り返りができる」ことが挙げられます。ノートや記録をとっていなければ、1ケ月前の自分の瞑想の気づき、そのときに悩んでいたこと、考えていたことを知ることはできません。

しかし、書く瞑想では、第2章で紹介するのですが、「振り返り」がプロセスとして

入っています。

文字に残していくことで、週1回でも月に1回でも振り返ることで、改めて自分の思考、感情、行動の変化に気づけます。


振り返りを行うことで、自分のパターンに気づいたり、行動を改善したり、メンタル状態を継続的かつ俯瞰的に見ることができます。振り返りをすることで、また新しい気づきが生まれることもよく起こることなのです。

例えば、「自分は以前言われたことをずっと繰り返し考えてしまう心の癖があるんだな」と気づいたら、「そう考えることは自分の望む人生を実現する上で役に立つか？」と考えを深めたり、「次に同じ考えが湧いたら、『反芻《はんすう》』とラベリングをしてみよう」「内側で起こっていることを観察してノートに書き出してみよう」と、具体的な解決策を決めておくこともできます。

書く瞑想は、体感としても、論理的にも、自分の変化を実感することができます。問題の本質を見抜いたり、課題を整理したりできるので、これからの行動に変化を起こせるようになるのです。

メリット4

## 毎日続けなくていい

そして「続いていない」というボトルネックですが、これはどうでしょう。

この「書く瞑想1分間ノート」のルールとして、毎日続けなくていいというものがあります。

**毎日続けようと思うから続かないのです。やりたくなったときにやってください。**

最初の1回目ができたら、自分がモヤモヤしたものを抱えたときや、週に1回、月に4回ほどでもOKです。

もちろん、毎日やってはいけないわけではありません。

やりたいと思ったら、やっていただいたほうがいいでしょう。

しかし、やらなかったからといって罪悪感を覚える必要はありません。

やりたくなっときだけ実践しましょう。

## 書く瞑想は本当に効果があるのか？

ここまで読んでみて、「でもそもそも、本当にノートに書くことで瞑想のような効果なんてあるの？」と思った方もいるかもしれません。

ご安心ください、当然あります。そもそも、書く瞑想そのものは、当然私がつくったものではありませんし、私以外の方も多く提唱され、実験の上効果が出ていることがわかっています。いくつか紹介してみましょう。

一番わかりやすいのが、写経です。

写経とは、仏教の実践として古くから行われており、経典を手書きで写す行為のことです。お寺などで「般若心経」などをただ書き写す行為は今も行われています。

西暦720年に完成されたとされる歴史書『日本書紀』にも写経についての記述が

あったとされていますから、少なくとも1300年前から伝わっている手法です。

写経は、瞑想の一種といわれています。実際、多くのお寺で、「写経瞑想」という講座が開かれ、座禅や瞑想と同様に人気を博しているそうです。集中して一定時間無心で書くということが、瞑想と同じような効果を得られるのです。


また別の例を見てみましょう。

書く瞑想は、ジャーナリングと呼ばれています。

ジャーナリングの元になっているのが「エクスプレッシブ・ライティング」です。

エクスプレッシブ・ライティングは1980年代にアメリカの社会心理学者ジェームズ・ペネベーカー博士が、心的外傷後ストレス障害（PTSD）への対処法として編み出した手法です。日本では、「筆記開示法」と呼ばれています。

不安や抱えていることなどを紙に書き出すことで、ネガティブな感情が軽減される効果があることがわかっています。

ミシガン州立大学では、将来や過去について悩む学生44人を集め、エクスプレッシブ・ライティング（筆記開示法）の実験が行われました。

2つのグループに分け、一方のグループには、8分間自分のネガティブな感情を思うままに書き出してくださいと参加者に指示しました。

その後、全員に認知能力を確かめるテストを行って、頭の脳の働きを測定したところ、不安に思っていることを書き出したグループのほうが、脳機能の数値が向上していることが確認できました。筆記開示をしたグループは、とくにワーキングメモリの働きが改善していたそうです。

脳の認知機能、認知処理機能に負荷をかけてしまう心配や不安を、一旦紙の上に書き出すことで、脳から心配や不安という重荷を下ろすことができるのです。

また、ジャーナリングとして有名なもののひとつに「モーニングページ」があります。アーティストであり作家のジュリア・キャメロンの著書『ずっとやりたかったことを、やりなさい。』（サンマーク出版）で紹介され、一時期とても広まりました。

朝、心に浮かんだ気持ちや思いをそのままノートに書き出してみるというもので、この本の原題が「The Artist's Way」というだけあって、クリエイターや俳優、アーティストなどの方も多く実践されていることで知られていますね。

さらに、このジャーナリングは、近年世界的な流行を生み出しました。それが、日本でも話題になった「バレットジャーナル」。ニューヨークのデジタルプロダクトデザイナーであるライダー・キャロル氏が開発した頭の中を整理するノートメソッドです。幼い頃に注意欠陥障害と診断されたキャロル氏は、日常生活において様々な苦労があったといいます。そのため、頭の中にあるものを掃き出し整理して行動する習慣を見につけたそうで、それがバレットジャーナルとして世界的な一大ムーブメントにまでなりました。

ほかにも、マッキンゼー・アンド・カンパニーで14年間活躍された赤羽雄二氏のベストセラー『ゼロ秒思考』（ダイヤモンド社）でも、頭にあることを書き出していくメソッドを提唱されています。思考が整理できた、イライラしなくなった……など、好評を集めています。

このように、一定時間集中して、頭の中にあるものを書き出すことは、実践したほとんどの人が効果を実感できるものなのです。

## 心がひとつのことに集中していたらそれが瞑想

歴史学者で瞑想家でもある『サピエンス全史』の著者ユヴァル・ノア・ハラリ氏が、『21 Lessons』（柴田裕之 訳 河出書房新社）の中で、「原理上は、自分自身の心を直接観察するための方法はどれも瞑想だ」と言っています。

私も同感です。座って呼吸を観察する坐禅だけが瞑想ではありません。書くことでも、気づきや自己洞察を得られるなら、それは広義の瞑想です。

瞑想は宗教とも関係がありません。瞑想とはありのまま観察して、気づくこと。「私はこの状況をどう捉え、何を感じているのか？」と、日々自分が感じたことを書くことで自分の心を観察することができます。

**また書くだけでなく、書き出したものを見直すことで自己洞察が深まります。**

「なぜイライラしているのだろう？」「どんな思い込みがあるのだろう？」とそれまで気づかなかった心の深層にある思い込みやパターン、価値観に気づくこともあります。

マインドフルネス瞑想では、「今、ここ」に意識を向け、自分自身に気づき続けることを実践していきますが、その点は書く瞑想も同じ。瞑想では主に呼吸に注意を向けますが、書く瞑想では、主に書くという行為に集中して書いていきます。

瞑想と同様に、書く瞑想を始める前の儀式としておすすめなのが、姿勢と呼吸を整えることです。

よければ、ノートに「1、2」を5つ書いてみてください。

1、2、1、2、1、2、1、2、1、2という10個の数字が並びます。これに呼吸を合わせてみましょう。鼻から息を吸い、口から吐くという形で10回やってみてください。

**「1」と心の中でゆっくり数え、一息深く吸う**
**「2」と心の中でゆっくり数え、一息深く吐く**
**「1」と心の中でゆっくり数え、一息深く吸う**
**「2」と心の中でゆっくり数え、一息深く吐く**

いかがでしょうか。

呼吸を整えて、書くことに全集中すると、「今ここ」を感じることができます。

私たちの意識はスポットライトやカメラのように、焦点を絞ったり、広げたりすることができます。普段、あまり注意を向けていないことはぼんやりとしか理解できていませんが、いつもよく注意を向ける対象のことをより深く理解することができます。

**意識的にせよ無意識にせよ、あなたが何に注意を払うか、どこに注目するかによって、人生の方向性が決まります。**

過去や未来のことが気になって、嫌な出来事を繰り返し思い出したり、将来に対する不安に意識を向けていたり、自分が苦しくなる意識に心を占領されてしまった、そんなときは、不安や心配を紙に書き出してみましょう。

考えないようにするのではなく、あえて向き合い、何が不安なのか、その原因は何か、どうすればいいのか、など「良い悪い」の判断を入れずに、頭の中にあるものを外部に吐き出しましょう。考えが整理されて悩みを客観視できるようになります。

書く瞑想は、小学生からでも始められる瞑想法のひとつです。
やるべきことはシンプルですが、効果は絶大です。

**1 好きな筆記具とノートを用意する**

**2 タイマーをセットする**

**3 頭に浮かんだことを思いつくままに書き留める**（何も思い浮かばないときは「何も思い浮かばない」と書いてもOK）

**4 タイマーのアラームが鳴ったら、筆を置いて深呼吸をし、瞑想を終了する**

思考や感情はすべて目には見えません。だからこそ、それをすべて書き出すことで、「見える化」するのです。「見える化」すれば、自分の内側にあった思考や感情、行動パターンなども取り扱いが可能になり、変えていくこともできるようになります。

# 書く瞑想を行うとどういった効果が得られるか？

## 効果1　思考と感情の整理ができる

書き出すことで頭の中が軽くなり、心が整います。それは「ワーキングメモリ」が解放されるからです。

人間の脳には「ワーキングメモリ」という短期的な記憶領域があります。これは作業記憶とも呼ばれ、短い時間、情報を保持し、処理する能力のことを指します。

これはコンピュータの「RAM」に似ています。様々なアプリを同時に起動すると遅くなるのと同じで、多くのことを同時に考えると、このワーキングメモリがオーバーロード状態になることがあります。

もしも最近、頭の回転が遅くなった、物事をスムーズに考えられない、覚えられないと感じていたら、脳内のメモリがいっぱいになっているのかもしれません。

書き出すことは、コンピュータでデータを外部ストレージに保存するようなもの。悩みや考え事を紙に書き出すことで、ワーキングメモリの一部が解放され、その結果として心が軽く感じるのです。

悩みもお部屋の片づけも内側にしまってあるものを一旦すべて外に出すことが大切です。心理学では、自分の心のうちにあるものを外に表現することを「外在化」と言いますが、心身の「内側」で生じた現象を、紙やスマホといった「外側」の媒体に出すことで、思考と感情が整理されます。

## 効果2 ストレスが軽減される

先にも書いた通り、ジャーナリングは、もともと心的外傷後ストレス障害（PTSD）への対処法としてエクスプレッシブ・ライティングがベースになっています。

不安や緊張の原因を解放させることを、心理学では「カタルシス（浄化）」といいます。紙に自分の気持ちをありのままを書き出すことで「カタルシス効果」によって、ネガティブ感情が浄化され、幸福感が高まることが証明されています。

自分が今悩んでいること、不安に感じていることを文字にして書き出すことで、自分の悩みが明確になり、テトリスのデコとボコが揃ったようにスッキリ消えます。

人はわからないもの、不確実な事柄に対して不安を感じますが、書き出すことで、曖昧で漠然とした悩みを具体的な形にすることができると、それだけで不安が和らぎ、安心感を得ることができるのです。

また、自分の目標や願望を書き出して、明確にすることで、価値観や目標から離れそうになっている自分に気づいて、自分の目標、動機と再びつながることができるので、ストレスが軽減されるだけでなく、メンタルコントロールがうまくなります。

## 効果3 メタ認知能力が高まる

メタ認知ができるようになることも大きなメリットです。

マインドフルネスやフォーカシングなどの心理療法では、「脱同一化」という言葉を使います。脱同一化とは、自分自身を客観的に観察し、現在の出来事として感情や思考を対象化することを指します。言い換えれば、自分をその感情や思考と同一化するのではなく、それらを身体の中で経験している出来事として捉えるあり方です。

この「脱同一化」の視点を得て、メタ認知できるようになることが、瞑想やジャーナリングの目的だともいえるでしょう。

それは幽体離脱して、少し離れて上から俯瞰して見るようなイメージです。

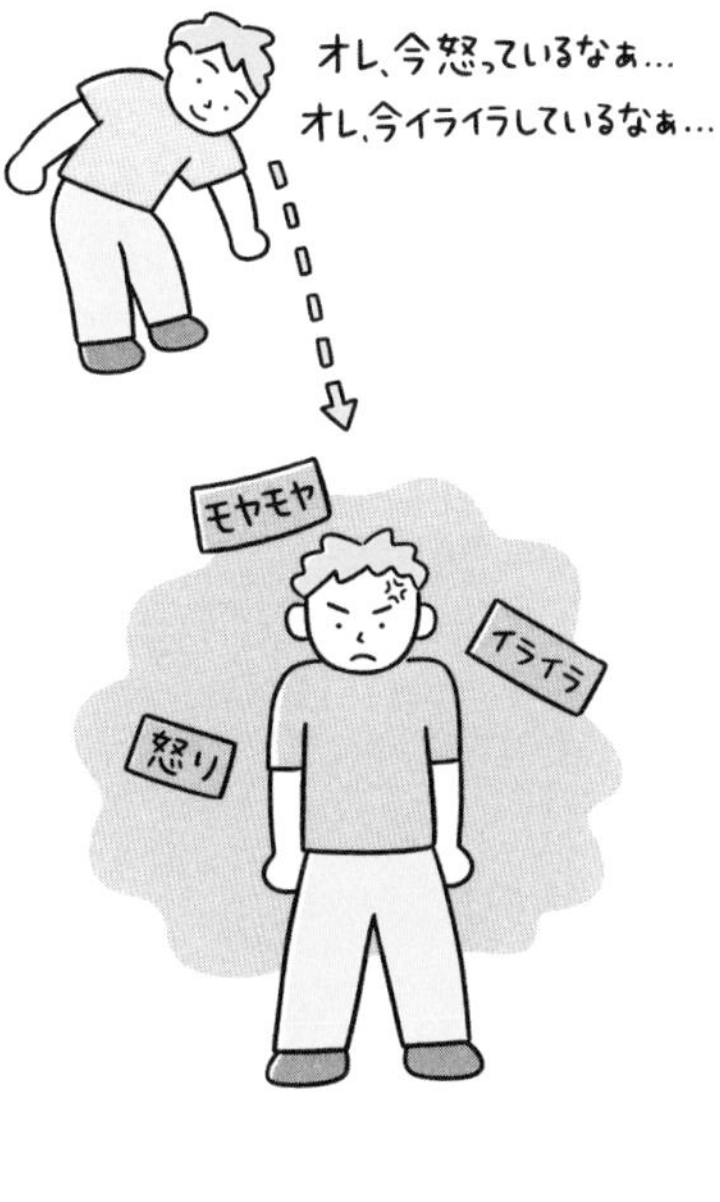
オレ、今怒っているなぁ…
オレ、今イライラしているなぁ…
モヤモヤ
イライラ
怒り

まさに14世紀の日本の能楽師世阿弥の言う「離見の見」。「離見の見」とは、観る者が舞台上の出来事や人物と一体とならず、一定の距離を保ちつつ観るという概念のことですが、近すぎるものってよく見えませんよね。

カップルでも夫婦でもずっと一緒にいると相手のことがわからなくなったりしますが、少し離れてみると相手のことがわかってきたりしますよね。日本にずっといると日本の良さや独自性ってわからないですが、海外に行くと見えてきたりします。

私たちの心も同じです。頭の中で渦巻く感情や考え、内側にあるものを外側に書き出すことで、それらを客観的に見ることができるようになります。

## 効果4　自己洞察力が深まり、自分を変えられる

マインドフルネスや書く瞑想は、「気づき」のトレーニングです。

私たちの思考は無意識に動いています。これを自動操縦状態と私は表現しています。過去の経験、習慣によって、ほとんど一から考えることなく、行動や思考が行われているということです。

つまり無意識の思考や行動パターンを自覚できてないと、自分のネガティブな習慣、癖、反応のパターンを繰り返すということになります。

反対に、自分がどのような反応をしているかに気づけば、ネガティブな思考や感情、行動パターンに巻き込まれにくくなります。

気づき、自己洞察が深まってくると、幼少期から繰り返された癖や思い込み、いつの間にか影響を受けていた親の価値観に気づいて手放せるようになります。

ネガティブな自動思考を鵜呑みにしなくなり、自分のこれからの人生に役に立つような新しい考え方や価値観をインストールすることで、生き方が変わっていきます。

## 効果5 新しい視点から見る力が高まり、共感力が手に入る

瞑想効果としてGoogleも挙げているものに「共感力」があります。

共感力というのは一言でいえば、相手の気持ちや感覚を感じ取る力のこと。本書で紹介する書く瞑想やジャーナリングワークを実践していくと、他人が言った言葉の裏側にも意識を向けられるようになります。

事実と解釈を分けて考えることができ、自分が感じていたことが実は一面しか捉えていなかったことがわかったりします。

「この出来事をどう捉えたらいいだろう？」「この問題の本質は何か？」「どのような解決策がベストだろうか？」などを思いつくままにノートに書いていくことで、複数の視点から物事や現実を見ることができるようになります。

それにより、相手の言動に振り回されなくなったり、自分の怒りが消えたり、相手に対する慈悲や理解に目が向くようになります。

## 効果6 前頭前野が活性化し、感情のコントロールがうまくなる

瞑想は、脳の前頭前野を活性化させると書きましたが、書き出す行為も同様に、脳の前頭前野を活性化させます。

「脳トレ」で有名な東北大学加齢医学研究所所長の川島隆太教授が、文章を書くときの脳活動を調べた結果、手書きの場合は脳の前頭前野が活発化する一方、パソコンやスマートフォンを使って文章を書いた場合は、ほとんど活性化しなかったそうです。

前頭前野は、意思決定、問題解決、注意制御、感情のコントロールを司っている脳の部位です。学習や記憶にとっても深い関係があるとされています。

**前頭前野が活性化すると、自分の感情や衝動を意識的に制御する力が高まり、より良い判断や自己制御ができるようになる**のです。

反対に、前頭前野が弱っていると、感情的、衝動的になってしまい、感情のコントロールができなくなります。

ここまで挙げた6つの効果以外にも、次のような効果が得られるとされています。

- **知能指数（IQ）の向上**
- **言語化する力とコミュニケーション能力の向上**
- **感情が整理される**
- **価値観や目標の明確化**
- **創造性の向上**

**・レジリエンスが高まる**
**・集中力の向上**
**・自己受容、自己成長につながる**
**・幸福感、感謝力の向上**

いかがでしょうか。書く瞑想は、シンプルで簡単ながらとても大きな効果を得られます。

ノートに書き出すと、自然と「悩んでいる」モードから、「考える」モードに切り替わります。

「どうしよう、どうしよう」と堂々巡りになって、ネガティブになって、悩み続けても解決の方向には向かいませんが、事実と解釈を分けて、自分なりの問いと仮説を立てて行動につなげることができると、人生は確実により良い方向へ向かっていきます。

頭の中を書き出す↓気づく↓深掘りする↓気づく↓質問する↓気づく……このプロセスを繰り返すだけで、どんどんストレスや不安は軽減され、思考や価値観、やるべ

## 書く瞑想のメリットと効果

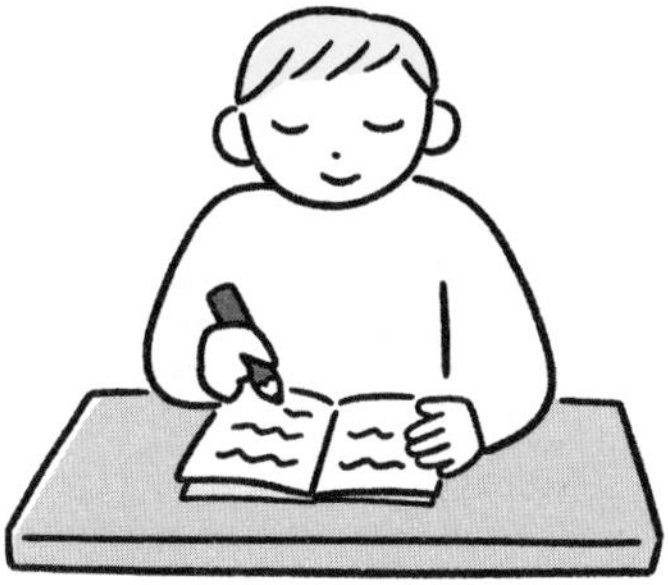

**<書く瞑想を行うメリット>**

▣短い時間でできる
▣実行のハードルが低い
▣形に残り、継続的に行動の変化が起こせる
▣毎日続けなくていい

**<期待できる効果>**

効果1：思考と感情の整理ができる
効果2：ストレスの軽減
効果3：メタ認知機能が高まる
効果4：自己洞察力が深まり、自分を変えられる
効果5：新しい視点から見る力、共感力が高まる
効果6：感情のコントロールがうまくなる
……など、ほかにも様々な効果が得られる

きことが明確になっていきます。

次章から実践に入っていきます。まずは第2章の基本ステップを実践してみましょう。

# 第2章

# 「書く瞑想」の基本

# 書く瞑想の3種の神器

## 書く瞑想で用意するもの

書く瞑想で用意するものは次の通りです。

- **ノート（A4サイズの用紙）**
- **ペン**
- **タイマー（スマホアプリでもOK）**

これだけです。机と椅子に座り、心を整えましょう。

書く瞑想のためのノートとペンは、個人の好みでＯＫ。基本自由です。参考までにここでは私が使っているノートとペンと選び方を紹介します。

おすすめのノートはＡ４サイズの方眼ノートです。イラストも描く方は、無地かドット入りを。持ち運ぶ方は、Ａ５サイズもおすすめです。紙の手触りや筆記具の滑り具合によって好みが分かれるため、試し書きをしてみると良いでしょう。

もちろん、Ａ４サイズの用紙を使ってもかまいません。ただし、振り返りを行いやすくするために、ルーズリーフなど、まとめられるものがいいでしょう。

ペン自体は直液式で描きやすい「Ｖコーン」をおすすめしています。私は青色のＶコーンを使っています。細字、中字、太字など、書くスタイルや好みに応じて選ぶことができます。

あなたの好みや目的、手のサイズや書きやすさを考慮しながら、いくつかの選択肢を試してみて、最も快適に感じるものを選んでください。

## 書く瞑想1分間ノートの基本

# 1《ステップ》「頭の中を書き出す」

最初に行うのは、「頭の中にあるものを書き出す」1分間のフリーライティングです。

一度呼吸を整えてから始めましょう。

自分の頭に思い浮かんだこと、感情、気になっていること、不安なこと、楽しみなこと、やらなきゃと思っていること……など、今頭の中にあるものを、考えずに1分間、手を止めずに書き続けていきます。

考える時間を置かず、良い悪いといった判断や編集もせず、直感的に、流れるように書き進めましょう。最初はなかなか言葉が出てこないこともありま

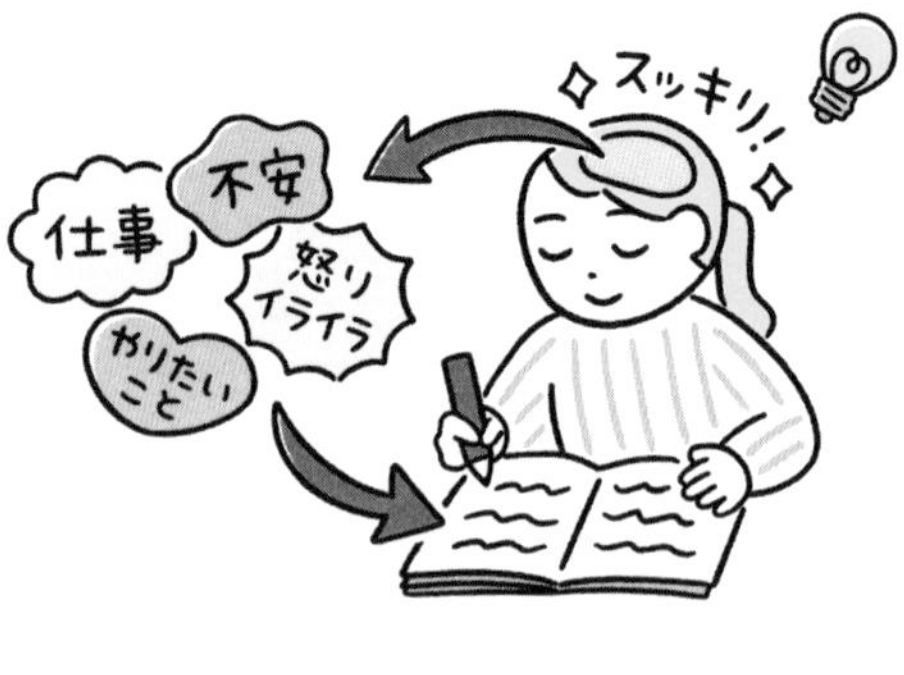

すので、書く前に次のことを意識してみてください。

**・最近、気になっていることは？**
**・最近、悩んでいること、不安になっていることは？**
**・今、自分が本当にしたいことは？**
**・今、感じていることは？**
**・今日考えたいテーマは？**

もしも絵を描きたくなったら言葉だけでなく、絵や図などで表現してもOKです。言葉では表現しにくい感情や気持ちを視覚的に表現することで、自分の心の中をより深く理解する手助けとなります。

このメモは誰に見せるでもないので、とにかく嘘をつかずに正直にそのまま書くようにしましょう。頭に浮かんだまま躊躇《ちゅうちょ》せずに、1分間、制限なく書き出してみてください。

手元にノートが用意できない方は、次のページに書き込んでみてください。

**コツは、頭のスイッチをオフにして、考えないで1分間書き出してみることです。**

誤字や脱字、文章のうまさや読みやすさは一切気にする必要はありません。汚くていいので、ひたすら手を動かして思い浮かんだことをありのまま書いてください。脳の余計なストッパーを外して、批判や評価を入れずに書きます。

具体的にいえば、

「書いたものがどうであるか」
「こんな恥ずかしいこと書いていいのかな」
「字が下手だな」
「ダサイこと書いているな」

と考えないことです。評価や取捨選択は、全部書き出したあとです。定期的にこの活動を行うことで、日常の作業効率や創造性を向上させることが期待されます。

最初は何を書いたら良いかわからないかもしれませんが、そんなときは、「何も思いつかない」とそのまま書いてください。

**言葉が出てこなくても、定期的に書き出すことで、自分の内側の感情や考えに気づいて、言語化する力が高まっていきます。**最初は1分で1〜2行くらいしか書けない方も、できたら、1分間で素早く書くことを意識して続けると、5行以上書けるようになります。

気をそらすものがない個人的な空間で行いましょう。誰かと一緒に行う場合も、心理的な安全性が確保されている状況で行いましょう。

リラックスでき、かつ集中して取り組めるよう、必要があれば空間と呼吸を整えて行いましょう。

これが基本となるステップ1「頭の中を書き出す」です。

このあとステップ2とステップ3をご紹介しますが、時間がない方は、このステップ1だけでいいのでやってみてください。これが基本となる「書く1分間瞑想」です。

書く瞑想1分間ノートの基本

ステップ 2

# 「ひとつ選んで深掘りをする」

1分間書き出したあとに行う次のステップです。書き出したものを眺めて、新しく感じたことを書いていきます。そして、いくつか出てきた中で、ひとつ選んでさらに深掘りしてみましょう。例えば、

・仕事のこと
・職場の人間関係のこと
・家族との関係のこと
・将来やりたいことと不安
・お金のこと

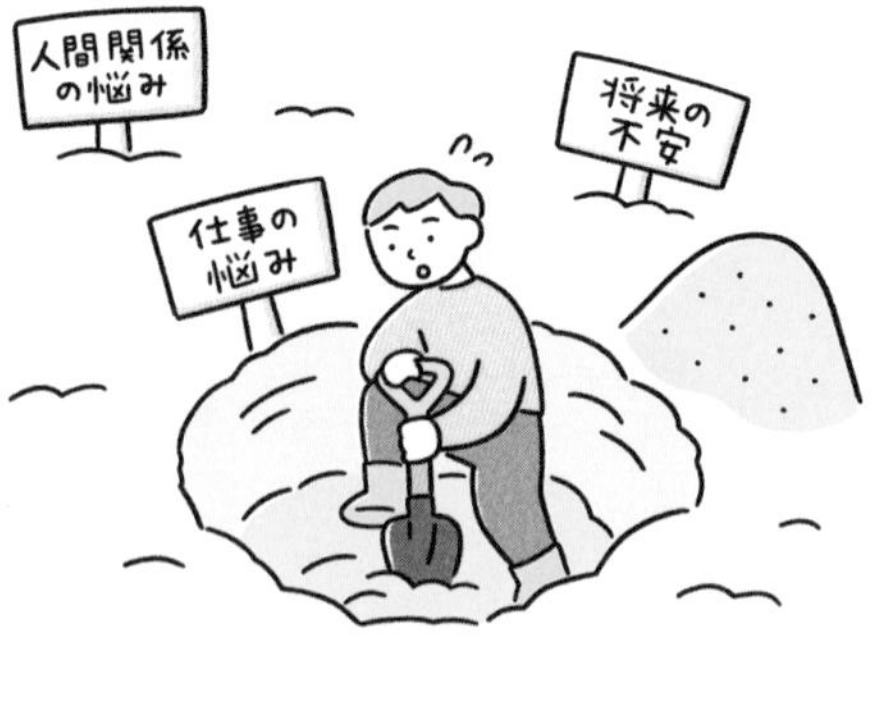

などが1分間で出てきたとします。

ステップ2では、この中から気になるものをひとつ選んで、再度1分間深掘りの書く瞑想をやってみましょう。今度はただ書き出すだけではなく、より具体的に、

**・気になっていることは何か**
**・どういうことがあったか**
**・どうすれば良かったと思っているか**
**・どうするつもりなのか**
**・最悪の場合どうなってしまうか**
**・どうなったら最高だろうか**

など、思いつくまま掘り下げて書き出していきましょう。

これも1分間です。書き終えたら、ゆっくりと深い呼吸を5回行ってください。

いかがだったでしょうか。

ひとつのテーマを深掘りしていくと、奥深くにある本質が見えてきます。そこから具体的な解決策や真理に辿り着くことさえあります。

例えば、人生に苦悩したブッダも、苦しみを徹底的に深掘りして悟りました。

「死ぬなんて嫌だなぁ。この苦しみが消えてくれたらいいのになぁ」といったような浅く考えているだけだと堂々巡りするだけですが、ブッダは違いました。

「なぜ人間は苦しみを感じるのか？」
「どのようなときに苦しくなるのか？」
「苦しみから解放されるにはどうしたらいいのか？」
「そもそも、私とはなんなのか？」

と自己を探求し、内側を観察したことで深い洞察と智慧を得て悟りました。苦しみと徹底的に向き合ったことで、ついには苦しみの根本原因とその解決方法（マインドフルネス）を明らかにしたのです。

「我々の直面する重要な問題は、それをつくったときと同じ考えのレベルで解決することはできない」とアインシュタインも言っています。浅いレベルから深いレベルに考えを深めるには、自分自身と対話する時間が必要不可欠なのです。

書く瞑想1分間ノートの基本

## ステップ③「テーマ×質問する」

基本的にはステップ1とステップ2で完了です。日々「書き出し」と「深掘り」の2つを行っていきましょう。

しかし、これを毎日続けていくと、同じような言葉ばかりが浮かんでくるかもしれません。

例えば、「○○ができていない」「昨日も寝坊した。寝起きが悪い」など。こういったものが1回、2回ならともかく、何回やっても同じ言葉ばかりになってしまうと、やっている意味あるのかなと思ってしまうかもしれません。

「書く瞑想をやっていても深まらない」「何を書いたらいいかわからない」と思ったと

きにおすすめなのが、「自分に質問をする」ことです。

**「自分が本当にやりたいことは？」**
**「今週やるべきことは？」**

など、1分間書く瞑想をするテーマを設定し、自分に質問をするのです。

質問というのは不思議なもので、考えたくないと思っていても、人は質問を投げかけられると答えを探そうと思考が働くようになっています。

例えば、「1＋1は？」と聞かれると「2」という答えが浮かびますよね。では次に、「赤色のものはどこだろう」と問いかけながら周りを眺めてください。

赤色のものが明確に見えてきますよね。こんな感じで問いかけていることで、脳は必要な情報を探し始め、気がつきやすくなるのです。あなたが知りたいこと、疑問に思ったことを自分自身に問いかけてみましょう。

## 書く瞑想がはかどる30の質問

実際に書いてみましょう。

新しい白いページを用意してください。

まずは、今回のテーマや問いを一番上に書きましょう。

きっと無意識に答えを探す思考が働くことが理解できるはず。

書く瞑想においても、**「何も浮かばない」というときは質問が有効**です。


参考としていくつかパターンを紹介します。

マンネリ化を感じたり、何も浮かばないなどと思ったりしたら、次の30個の質問からひとつ選び、自分に投げかけてから書く瞑想をスタートしてください。

もちろん、ここに書いてあるもの以外をテーマにしてもＯＫです。

1 今の自分を一言で表現すると？

2 今最も欲しいものは何？

3 自分の一番の強みはなんだと思う？

4 最後に涙したのはいつで、何のためだった？

5 10年後の自分をどのようにイメージしている？

6 自分が最も尊敬する人物は誰か？ その理由は？

7 幸せとはなんだと思う？

8 人生で最も誇りに思う瞬間や出来事は？

9 どのような瞬間が自分を一番生き生きとさせる？

10 人生において最も大切な価値は何？

11 今までの人生で一番困難だった経験は何？

12 その困難を乗り越えたとき、何を学んだ？

13 自分が人生で達成したいことは？

14 なんのために毎日起きていると感じる？

15 どのような場面で、自分は本当に自分らしくいると感じる？

16 自分にとっての成功とは何？

17 人生において後悔していることはあるか？

18 最も感謝している人は誰？　その理由は？

19 自分の人生のミッションとは何？

20 どのようなことで、自分を制限していると感じる？

21 心から楽しんでいると感じる活動は何？

22 自分が他者に与えられる最大のギフトはなんだと思う？

23 今の生活に満足している？

24 自分を幸せにする小さな日常のことは？

25 自分にとっての「時間の贅沢」とは？

26 今までの人生で、一番衝撃的だった出来事や情報は？

27 自分が他者に期待することは？

28 自分を愛するとはどういうこと？

29 自分が子どもの頃持っていた夢は何？

30 人生の最後の瞬間、最も伝えたいことや成し遂げたいことは何？

## 「質問」をすると、思考は動き出す

この中から、ひとつ選んで書いてみてください。自分の外を検索するのではなく、内側を検索し、質問に対する自分の答えを深く探求していきます。今挙げた質問をGoogleやＡＩに聞いても出てきません。なぜなら答えはあなたの中にあるからです。

これらの質問は自己認識を深め、自分の価値観や考えを明確にする助けとなります。

もしも、それでも浮かばないというときは、無理をする必要はありません。その日はたまたま何も出ない日だったというだけ。先にも書きましたが、「何も浮かばない」とだけ書いて、また翌日や何かモヤモヤすることがあった日や、気になることがあった日に行いましょう。

浮かばないことが悪いことではありません。実際、「私は誰か？　なぜ生きるのか？」などの問いはすぐに答えが出るものではありません。答えを出すことよりも、考えるプロセスや、自分自身と向き合う姿勢を大切にしてください。

繰り返し同じテーマを考えることで、自分の考えが深まり、よりしっくりくる言葉で表現できるようになります。そのときに答えが出なかったとしても、無意識のレベルで脳は答えを探し続けているので、日常生活のふとした瞬間に「あ、そうか」と閃くこともあります。

マインドフルネス瞑想にも対象を定めた一点集中型の瞑想（トップダウン型の注意）と、対象を定めないで、あるがままに観察する瞑想（ボトムアップ型の注意）のトレーニングがあり、それぞれ効果が違ってどちらも大切です。

初心者の方には、対象を定めないで湧いてくるものをありのまま観察する瞑想よりも、対象を定めて集中する瞑想のほうがわかりやすいかもしれません。

書く瞑想も同じ。テーマを定めず、今気になっていること、湧き上がってくるものを自由に書くのでも、テーマを決めて自分が注意を向けたい対象について絞って書くのでもOKです。

自然に湧き上がってくるままに書くのが難しい、テーマを決めたほうがやりやすいという方は、ピンときたものを選んでやってみてください。

## 書く瞑想の「振り返り」で気づきは10倍変わる

書き出したものと気づきの記録を振り返ることで、自分自身を理解することができます。書き出したものを少し時間を置いてから、定期的に振り返りを行いましょう。

とくに気になったものに丸をつけたり、赤で追記したりしていきましょう。

思考や感情、気づきを整理するというのは言葉では簡単ですが、書いたものをすぐ整理するというのが難しかったりします。

**整理のコツは、少し時間を置いて振り返ってみることです。**

時間や日を空けると、自然と整理がしやすくなります。数日、数週間、数ヶ月ののちに振り返ることが、自分の状態の流れを把握することにもつながります。

読み返すと何度も出てくる言葉に気づくと思います。

「自分はこんな考えを持っていたのか」「こんなことにこだわっていたのだな」といった気づきや発見が、書いたあとから生まれてくることがあります。

それらのキーワードにマーカーや色ペンで追記してみましょう（私は青ペンで書いて、追記は細めの赤や緑で行っています）。

それは、あなたの不平や不満だったり、やりたいのに先延ばしにし続けていることだったりするかもしれません。自分が伝えたいこと、共通点のようなものが見えてくるかもしれません。「自分の考え」がくっきりと浮かび上がる感じです。

共通するもの、同じものに丸をつけたり、色ペンで線を引いたりして整理してもいいでしょう。

そして、以前書いたノートを見て振り返り、気になったテーマを深掘りしてみるのもおすすめです。

## 振り返りに使える「1N1W1H」

振り返りの深掘りをするときに、「1N1W1H」のフレームを使いましょう。

**Now　今はどうなった？　今振り返ってどう感じる？**
**Why　なぜ？　なぜそう思ったのか？**
**How　これからどうする？　問題の具体的な対策は？**

この3つを使って自分に問いかけると、新しい気づきや発見が生まれやすくなります。

まずNow。「今はどうなった」「振り返ってどう感じる？」と問いかけ、書き出してみましょう。

そしてWhy。振り返って感じたこと、思ったことを少し深掘りしてみます。

最後にHow。「これからどうする？」と問いかけ、自分なりの答えを思いつくまま書いてみましょう。

解決が難しいもの、どうしていいかわからないこともあるでしょう。その場合は、そのまま「これは解決が難しいんだよね」と受け入れましょう。また時間が経って振り返ると、受け止め方や状況が変わっているかもしれません。

この振り返りは、もともと自分自身の中に存在していながらも気づかずにいた思いや、自分の思考の癖に気づくきっかけになります。

もうひとつ**振り返りで意識するといいのは、「書くスピード」**です。

書き出しや深掘りのように素早く書くのではなく、少しゆっくり書くことを意識してみてください。

振り返るときは脳のモードを「熟考モード」にして、ゆっくり考えていきます。じっくり考えて書こうとすると顕在意識に働きかけることができます。とくに冷静に、理性的に判断するとき、書き出したものを整理するときには、少し時間をとって、ゆっくり丁寧に考えていきましょう。

# 書く瞑想で大事にするべき2つのポイントとは？

基本となる「書く瞑想」は頭の中の情報をすべて書き出すことです。

これだけで頭の中を整理することができます。

そして、1～3の基本ステップでのポイントは「考えないこと」「ジャッジしないこと」です。

このあと紹介するジャーナリングではテーマ設定をしたり、連続的な質問を自分に投げかけて答えを出したりするものもありますが、基本は頭の中にある考え、感情、思いといったものを頭の中から外に出すことそのものが目的です。

質よりも量を出すイメージで書いてください。

自分が感じていること、考えていることをありのまま書き出すことで、自分の心を客観的に見ることができます。このように自分の心をありのまま見ることを「マインドフルネス」と言います。

マインドフルネスのルーツは、今から約2600年前、ブッダが仏教の教えとして広めた「ヴィパッサナー瞑想」にあります。

西洋では1970年代頃に精神修養や心理療法の方法として知られるようになりました。その第一人者が、アメリカのマサチューセッツ大学医学部の教授だったジョン・カバットジン博士です。

禅の指導者から瞑想や修行法を学んだ博士は、ストレス対処や心のトレーニング方法としての瞑想プログラムを開発。博士はマインドフルネスを「瞬間、瞬間の体験に対して、一切の価値判断をせず、意図的に注意を払うことによって実現される気づき」と定義し、瞑想と科学の融合を進めました。

マインドフルネスは欧米では「Awake」「Aware」「Attentive」「Accepting」「Alertness」、そして「Retention」といった言葉で表現されます。一方、仏教用語では心にとどめておくことを表す「サティ」、日本語では「念」や「気づき」という言葉が用いられます。

## 頭の中にあるものを評価しない

「気づき」がなければ、何も変わりません。

ノートに書き出し、まずは自分の頭の中に何があるのか、今何が気になっているのかなど、思考を外部化する。それによって気づきを取り扱えるようになります。

思考や感情、思いなどが自分と一体化している状態では、「嫌だ」「辛い」「不安だ」という感情に振り回されてしまいます。

ノートに書くことで、「自分そのもの」ではなく「観察者」という視点に変わります。

「あの人に対してムカついている」「2日前に言われたことをまだ引きずっているんだ」など、ネガティブな自分にも気づきます。

だから「気づき」とセットで大切なのが「気づいたことに対してジャッジしないこと」。

ジャッジとは価値判断、良い・悪いを判断することです。書く瞑想に限らず、瞑想を始めたての人はついジャッジしてしまいます。自分が持っている思い込みやパターン、思考そのものを「それが悪いもの」だと思ったりしがちです。先の例でいえば、

「2日前に言われたことを引きずっているなんて、なんて馬鹿なんだろう」

「いつまでもくよくよしているな。本当にメンタルが弱くて嫌になる」


こういった思いが浮かんでしまったりするのです。

これがジャッジをしている状態です。

このような批判的な声には注意してください。

例えば、会議で、いつもダメ出しする批判的な人がいるとどうでしょう？ 発言しにくい雰囲気になり、偏った尖った意見や突飛なアイデアが生まれにくくなりますよね。自分の中に自分を裁く、内なる裁判官がいると、感じていることをありのまま書き出すことが難しくなります。自分の内側に安全な領域を展開して、一切の評価や判断を入れず、思いつくまま書いていきましょう。

大切なのはジャッジすることなく、ありのままの自分を観察すること。出てきた言葉を判断や解釈を入れずに、ただ認め、ただ受け入れてあげましょう。

## 朝、昼、夜のジャーナリングワーク

これは基本の書く瞑想1分間ノートとは別に行うおすすめのジャーナリングです。

ここでは朝、昼、夜におすすめの質問を投げかけてから行うものですが、すべてやらなければいけないわけではありません。

朝起きて「今日はもっと主体的に行動したいな」とか、夜に「ちょっと振り返ってみようかな」などと思ったときに1分間実践してみてください。

基本セットも一緒にやりたい人は、1分間の書き出しをやってから、朝、昼、夜のジャーナリングワークをやってみましょう。

## 朝の1分間ジャーナリング

### 「今日、どんな日にしたい？」

今日やりたいこと、「こう過ごしたい」という方向性をひとつ書き出しましょう。自分に質問し、とくに集中したいタスクや目標をひとつだけ明記することで意識や行動の方向性が生まれ、主体的に人生を生きることにつながります。

例えば、レポートの完成、ジムでのトレーニング、家族との夕食、プレゼンテーション資料の完成など。今日のテーマや価値観を一言だけ書くのでもかまいません。休息。家族と過ごす。友人との再会。運動でストレス解消。目標や今日のテーマ、意識したいことなどを書いていきましょう。

今日のミッションを明確にすることで、日々のタスクの優先順位を意識的に設定することができます。朝からポジティブな気持ちと明確な目的を持って一日をスタートすることができます。

## 昼の1分間ジャーナリング

**「今、何を感じている？」**


「お昼の12時にやらなければいけないもの」ではありません。

日中のスキマ時間に行う書く1分間瞑想です。

まず一呼吸置き、自分の心の状態を観察し、その言葉を書き出します。心は多重構造なので、複数あるかもしれません。いくつか書いたら、今の気持ちや状態を最もよく表す言葉をひとつ選んで丸をつけます。

さらに、その言葉を選んだ理由や説明を一文で追加します。

例）希望　新しいプロジェクトがスタートするのでワクワクしている
例）疲労　昨晩、睡眠不足で、少し疲れているこのような感じで、今の自分を表す言葉を一言書いて、それに対する短い説明を書くだけ。たったこれだけですが、自分の気持ちや状態を自覚することができます。この感情に名前をつけることをラベリングと言います。ラベリングについて第3章で詳しく解説していきます。

## 夜の1分間ジャーナリング

### 「今日良かったことは？」

良かったことを3つ書き出しましょう。「一日3ついいことを書く」。これだけで、ポジティブな体験に意識が向かいやすくなります。

人間の脳というのは「ネガティビティ・バイアス」と呼ばれるバイアスがあります。私たちの脳は、ポジティブな体験よりもネガティブな体験のほうが記憶に残りやすく、悪い体験はマジックテープのように吸い付け、良い体験はテフロン加工のようにはじき返すそうです。

なぜこのような「ネガティビティ・バイアス」があるのかというと、生物がこの世に誕生して以来、ポジティブ思考で恐れしらずの個体よりも、ネガティブ思考で危険を察知できる臆病な個体のほうが生き残る確率が高く、われら人類はその生き残りなので、悪い体験を優先的に記憶に残す特性を持っているのです。

しかし、私たちが生きている環境は1万年前とは大きく異なります。ほかの動物に襲われることもありませんし、生存環境がそれほど厳しいわけでもありません。1万年前と比べたら安全で、守られた環境で人間は生きています。

しかし、私たちの脳は、1万年前とほとんど変わっていません。悪いことを優先的に取り込む「ネガティビティ・バイアス」という特性は残ったままなのです。

古代には必要だったこのバイアスが、現代では、むしろ人間を苦しめる原因になっています。嬉しい気持ちになったことがあった日でも、その日の終わりに「しんどい」が一番強い感情であったら、「しんどい日だった」と思ってしまいますよね。

夜のジャーナリングは、この「ネガティビティ・バイアス」を変える習慣です。

**夜に3つだけ良いことを探して書く。できればこれは続けて習慣にしましょう。**

どんな小さなことであってもかまいません。毎日、3つ良かったことを書き出すことで「ネガティビティ・バイアス」が中和されて、日常生活における小さな喜びに気づきやすくなり、脳が勝手にいいことを探し始めます。

例）昨夜の静かな読書の時間、家族と過ごした笑顔の瞬間、健康な身体。

例）友人が傘を貸してくれたこと。ハーブティーが美味しかった、家族の存在。

終わり良ければすべて良し。その日の出来事や感情を簡潔に振り返ることで、日常を意識的に締めくくることができます。感謝していることを書くことで、ポジティブな気持ちで眠りにつくことができます。

朝と昼と夜におすすめのワークをそれぞれ紹介しましたが、朝に感謝してもいいですし、夜に明日、行いたいこと、意識したいことを書き出してもかまいません。

全部やってもいいですし、好きなものを選んでやっていただいてもいいです。

1分間は短い分、自分の感情や状態に短時間でも意識を向けることができます。

## 「書く瞑想」Q&A

**1. Q：「書く瞑想」とは何ですか？**

A：書く瞑想は、自分の心の深層にアクセスし、自己理解を深めるための瞑想の一形態です。文字を使って感情、思考、体験を具体化することで、内面と対話します。

**2. Q：書く瞑想の目的は何ですか？**

A：書く瞑想の目的は人により異なりますが、一般的には自己理解の向上、ストレスの軽減、思考の整理、創造性の発揮などが目的となります。

**3. Q：日記と書く瞑想の違いは何ですか？**

A：日記は、その日にあったことを書くこと。書く瞑想（ジャーナリング）とは一定時間、頭に思い浮かんだことを紙にひたすら書いていくこと。その日にあった出来事でなくてもかまいません。

▼
**4. Q：書く瞑想に最適な時間は何時ですか？**

A：朝起きてすぐや寝る前など、一日の始まりと終わりに行うことが多いですが、あなたが書きたいときに書いてください。最初は1分から始めて、慣れてきたら一日に15～30分から始めてみると良いでしょう。

▼
**5. Q：書く瞑想を行う頻度はどれくらいが理想的ですか？**

A：その人のライフスタイルと目的によります。日常的に書くことを習慣にすることで、より深い洞察や理解を得られます。頑張りすぎると続かないので、毎日少しずつ行うことをおすすめします。

▼
**6. Q：書く瞑想とマインドフルネス瞑想の違いは何ですか？**

A：マインドフルネス瞑想は、呼吸や身体の感覚に意識を向けて、現在の瞬間に集中することを目指します。一方、書く瞑想では、ペンを使って自己探求を行い、感情や思考を表現します。

**7．Q：書く瞑想の際に気をつけることは何ですか？**

A：評価や判断をしないこと。書き出したことに批判したり、自分を責めたりすると苦しくなります。書く瞑想は自分自身と対話する時間です。どんな思考や感情も無条件に受け入れ、自分自身に優しい眼差しを向けながら行ってください。

**8．Q：書く瞑想は誰にでも適していますか？**

A：はい、基本的には誰でも行うことができます。しかし、心理的トラウマなどを抱えている場合は、専門家と一緒に行うことをおすすめします。

**9．Q：デジタルと手書き、どちらがおすすめですか？**

A：手書きのほうがより思考が働き、前頭前野も活性化します。手書きがおすすめですが、パソコンなどで書いていくだけでも思考や感情を整理する効果があります。

自分のライフスタイル、実践のしやすさで選んでみてください。

**10. Q：書くことで感情が高ぶってしまったときはどうしたらいいですか？**

A：一度、筆を置いて深呼吸をしましょう。クッションや枕をハグするなど、自分が落ち着く姿勢をとって、意識的に息をゆっくりと吐くようにしましょう。

**11. Q：ノートに書いたことを他人と共有するのは良いことですか？**

A：書く瞑想は個人的なもので、基本的には自分自身との対話のために行います。共有する場合は、書いた内容や共有する相手、安全で信頼できる環境でのみ共有することをおすすめします。

**12. Q：書く瞑想の際に考えを散らすことは避けるべきですか？**

A：逆に、考えを拡散させて自由にさせることで、深い内省や新しい発見が生まれることもあります。ただし、目的やテーマによってはそのテーマだけに集中することも大切です。

## 13．Q：1分間だと短すぎるのですが。長くしてもいいですか？

A：もちろんです。1分間は目安です。絶対に1分間で終わらなければいけないわけではありません。筆が止まらない場合は、一通り書き切ってください。ただし、最初から書きすぎると続かなくなりますので、基本1分間としてください。

## 書く瞑想を続けるにあたって

この第2章で紹介してきた基本3ステップ＋振り返りを日々実践しましょう。次の章3章以降は、それに加えて自分に必要なものを取り入れて実践してください。

第3章で紹介することに取り組んでいただければ、より感情のコントロールやマインドやメンタルを整えられるようになります。

第4章「自分を癒やす『書く瞑想』」では、不安や自信を失い、よりメンタルがマイナスに振れている方におすすめの書く瞑想や考え方を紹介しています。

第5章では、基本ステップで書き出した思考や感情から、日々の行動を改善したり、未来を設計したりする書く瞑想、ジャーナリングワークを紹介していきます。

繰り返しますが、基本は第2章のステップだけでOKです。無理なく自分らしく続けられる書く瞑想のスタイルを見つけてみてください。

# 第3章

■

# メンタルを整える「書く瞑想」

# 感情の波を乗りこなす

波を止めることはできないが、波に乗ることを学ぶことはできる

スワミ・サッチダーナンダ

この章からは、メンタルを整える書く瞑想をお伝えしていきます。

まずは自分の感情のコントロールと共感能力を高める方法についてです。

書く瞑想は「ＥＱ」を高めます。ＥＱとは、Emotional Intelligence Quotient の略称で、感情の知性、「心の知能指数」とも言われています。

**物事を記憶し思考する能力をＩＱ（思考能力）と言いますが、ＥＱ（感情能力）は「感情をうまくコントロールしたり、感じ取ったりする能力」のことを指します。**

EQが高いと、自分自身の感情や価値観とつながって、自分の思考と感情を上手に組み合わせて適切な行動を選択できるようになります。自分の能力を発揮して幸せに生きるには、EQを高める必要があります。

反対にこのEQが低いと感情的に反応しがちになります。

不安で頭がいっぱいになると、その不安に支配されてしまうこともあります。激しい感情は、脳を乗っ取り、自分の行動や意思決定に影響し、そのときに感じている感情によって世界の見え方まで変えてしまう力を持っているのです。

にもかかわらず、私たちは普段、あまり自分の感情に注意を向けることがありません。学校教育でも感情について教わることもほぼないはずです。

シックスセカンズジャパンの調査結果によると、日本人のEQの平均値は世界160ヶ国のうち最下位であることが明らかになっています。また、EQと相関があるとされる健康水準に関しても、世界的に見て低水準にあるとわかりました。

もちろん日本人にもEQが高い人はたくさんいます。しかし、傾向として欧米人に比べると内向的な方が多く、感情を直接的に表現するよりも、感情を抑制しがちです。要因は複数考えられますが、日本の教育システムが学業成績に重点を置くため、感情の認識や表現、感情の適切な使い方を学ぶ機会はほとんどないことが大きいのかもしれません。

でも安心してください。ＩＱは先天的な要素が大きい一方、ＥＱは生まれつきの才能や性質ではなく、後天的に誰でも伸ばしていくことが可能とされています。つまり筋トレと一緒で、トレーニングによって鍛えることができるのです。

**そのＥＱを鍛える方法のひとつが「ジャーナリング」**とされています。

なんとなく落ち込んだり、イライラしたときに「私は今、どんな気持ちなのか？」「なぜこんな感情になっているのか？」と自問したり、書き出したりすることで、感情を感じるセンサーが高まります。また、自分が書き出した言葉を自分で読むことによって、自分の潜在的な考えに気づくことができます。

Googleでは、「ＥＱ」を、科学的アプローチで高めていく取り組みを行っているのですが、その方法こそが、呼吸や身体の観察、そしてジャーナリングなのです。

## EQを高める方法
## ～感情とうまく付き合うための3ステップ～

感情とうまく付き合う能力を高める3ステップを紹介します。

**1　感情に気づく**
**2　感情を理解する**
**3　感情を調整する**

### 1「感情に気づく」

自分の感情に気づく力、これがEQを上げる上で最も基本となる力です。自分が無意識に感じていることを自覚できていると、感情や気分に振り回されず、より適切な行動に結びつけやすくなります。

本書では、書くことで、「感情に気づく力」を高め、これまで見逃していた様々な感情を意識化して光を当てていきます。

## 2「感情を理解する」

今起こっている気持ちの原因を理解して解決に導く能力です。

例えば、怒りの感情が湧いてきたら、その怒りの感情の根っこにあるものを考えて理解しようとします。湧いてきた感情の背後にある原因、思い込みを理解できると感情に振り回されにくくなります。どうしてそのような気持ちになっているのでしょう。その感情が湧き起こる理由があるはずです。その感情があなたに伝えようとしていることはなんでしょう。

ここで大切なことは、感じていることを変えようとするのではなく、感じていることをただ理解しようとすることです。

## 3「感情を調整する」

自分の感情に気づき、理解できてくると、感情に振り回されることが減っていきます。ネガティブ感情に振り回されたときは、「もう一度やり直せるとしたら、どのような対応をしたいか?」と考えてみましょう。そうすることで、次に同じ状況になったときに、感情に振り回されにくくなります。

感情調整力が高まると、目標に取り組むときにはモチベーションが高まるような対象や考えに注意を向けたり、冷静さを求められる場面では落ち着いた気持ちをつくったり、その場に応じて必要な感情をつくって行動することができます。出来事のマイナス面にフォーカスしているときには、出来事のプラス面に意識を向けてバランスをとることができるようになります。

## EQを鍛えるジャーナリングワーク

### ▼ジャーナリングワーク

1 最近あなたがよく感じる感情を書き出し、とくに振り回されているものに丸をつける
2 書き出した感情は、なぜ生まれているのか、その原因を書き出す
3 次に同じ状況になったときどのように対応するか、どうなったらベストかを書き出す

## 「感情の語彙力」を鍛える

今お伝えしたワークに加えて、効果的なのが感情についての語彙力（ボキャブラリー）を増やすことです。

**感情を表す言葉をたくさん知ることで、今の自分の気持ちや感情を明快に言語化できるようになり、心の整理をすることにつながります。**得体の知れない動揺や不安もしっくりくる言葉で言語化できると理解しやすくなります。

しかし、感情の語彙力（感情ボキャブラリー）がないとうまく感情を言語化することができません。例えば「悪いこと、問題なこと」と「すごい、素晴らしいこと」もすべて「ヤバい」で表現すると、感情を明確に識別することができません。音の白黒テレビのようにぼんやりとは見えるけど、感情の解像度は低いですよね。

チベット仏教の指導者ダライ・ラマ14世は、心理学者のポール・エクマンとともに、人間の感情を「楽しみ」「悲しみ」「恐れ」「怒り」「嫌気」の5つのカテゴリーに分けて、合計46種類に分類しました。

それぞれを細かく分解し、全部で46通りの感情を言葉で表しています。

### 人間の5大感情(ATLAS OF EMOTION)

【楽しみ】狂気 興奮 驚愕 ナチェス フィエロ 高慢 平穏 安心 シャーデンフロイデ 面白い 同情 喜び 感覚的快楽
【悲しみ】苦悩 悲嘆 悲哀 絶望 悲惨 落胆 無力 諦め 逸脱 挫折 残念
【恐れ】震駭《しんがい》 恐怖 パニック 自暴自棄 恐れる 不安 緊張感 狼狽
【怒り】憤激 執念 恨み 論争性 激昂 フラストレーション 苛立ち
【嫌気】強い嫌悪 憎悪 反感 嫌気 嫌悪 嫌い 苦手

あなたが味わう感情はどれですか?

よく味わう感情に丸をつけて覚えておきましょう。ただし、日本人にはわかりにくい単語もあるので、あくまで参考のひとつと考えてください。

そして次に、その感情が湧いてきたときに気づいて言葉にしましょう。よく出てくるお馴染みの感情には自分なりの名前をつけるのもおすすめです。

2015年に公開されたディズニー／ピクサー映画「インサイド・ヘッド」に登場するヨロコビ、イカリ、ムカムカ、ビビリ、カナシミと同じです。「ムカムカくん」「ビビリさん」「カナシミちゃん」といった具合に名づけておいて、その気持ちが生じたらその名前を呼ぶようにしましょう。

さらにやりたい方は、「大きいムカムカくん」「中ぐらいのビビリさん」「小さいカナシミちゃん」といった感じで大きさやレベルを数値化したりしてもいいですね。

感情が生じてから名前を考えるより、あらかじめ名づけておいておくとやりやすいです。感情に流されそうになったときに「こんにちは、ムカムカくん」と心の中で思ってみましょう。とくに激しい感情、深刻な思考には、ユーモアを持って、少し笑いが出るような面白い名前をつけるのがおすすめです。

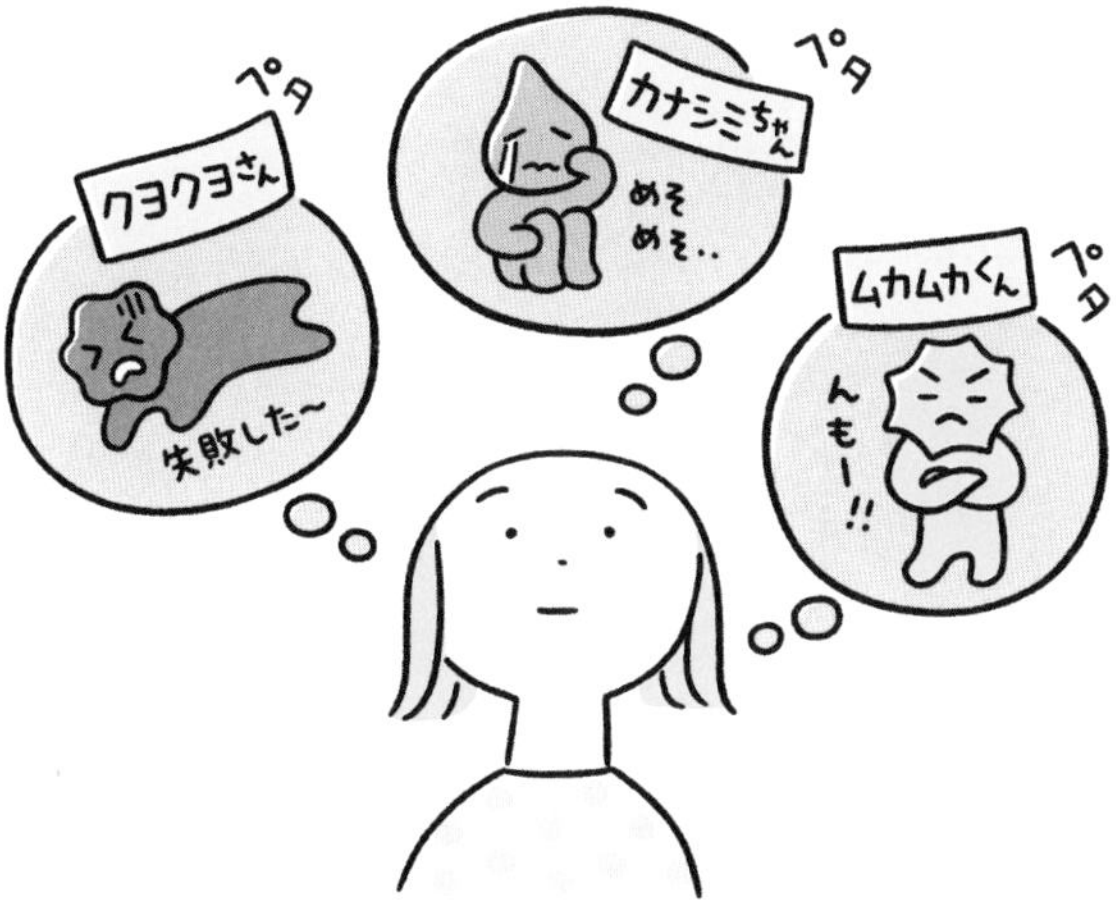
ペタ
クヨクヨさん
失敗した〜
ペタ
カナシミちゃん
めそめそ…
ペタ
ムカムカくん
んもー!!

## ラベリングの方法

このような感情に名前をつける方法を「ラベリング」と言います。ラベリングは、感情を自覚する第一歩となり、第1章でも解説した「脱同一化」の鍵になります。

詳しく説明しましょう。

そもそも、通常の瞑想、書く瞑想は「気づき」が大きな目的です。自分の無意識の思い込み、セルフイメージ、思考パターン、心の癖などに気づくことによって、思考や感情が整理され、取り扱えるものになります。

この状態を「脱同一化」と言います。

つまり、気づき（マインドフルネス）とは、脱同一化のことなのです。

自分と思考が切り離されていて、自分の心を客観的に見つめ「思考そのもの」ではなく、その思考を観察する側に立つ視点がある状態のことを指します。

この**脱同一化に有効なのが「ラベリング」**です。

ラベリングとは、「ラベルを貼る」という意味です。書くものも書かないものも瞑想体験を通じて気づいた思考や感情に、ラベルを貼ることで、思考の自動的な連鎖を止める方法です。

ラベリングは、感情や考えを客観的に観察し、それらに振り回されることなく、その瞬間を受け入れる能力を高めるのに役立ちます。

例えば、「あいつは許せない」という思いが湧いてきたとしたら、「あいつは許せない」と「思った」と、自分自身と感情との間に距離をとるのです。

ラベリングを意識すると、自分の感情や思考を客観的に捉えられ、自分自身を深く理解することができます。ラベリングを通じて感情や考えに自動的に反応することが減り、より冷静に状況に対応することができるようになります。

よければやってみましょう。やり方は簡単です。

## 1分間の書くラベリング瞑想

思考とは頭の中のセリフで、声に出していない独り言です。思考と感情は密接に関係しています。

今の瞬間湧いてくる思考をありのまま書き出してみましょう。

1分間書き続けたら、その思考に簡潔なラベルをつけます。例えば、

「あの人の態度はなんだ!」＝「怒り」
「ランチは何を食べようかな」＝「楽しみ」
「プレゼン、大丈夫かな……」＝「緊張」

といった感じで、書き出した考えを観察し、ラベルをつけていきます。

「過去の思い出」「未来の不安」「反芻《はんすう》」「自分責め」など、自分がしっくりくればどのようなラベリングでもかまいません。複雑なラベルよりも、シンプルで直感的なラベ

ルがおすすめです。

ポイントは、ジャッジしないこと。良い悪いといった評価や判断をせずありのまま認識します。ラベリングは、感情が高ぶったときの一時停止ボタンになります。怒りや不安などの強い感情が湧き上がったときに、その感情をラベリングすることで冷静さを取り戻す手助けとなります。

書き終えたら、改めて自分の内面を観察し、どのような感情や思考が浮かんでくるか観察しましょう。

必要があれば、書き出したことを深掘りしたり、人とシェアしたりすることでも気づきが深まります。例えば「怒り」というラベルがついた事柄に、なぜその感情を感じたのか、その原因や背景をさらに掘り下げて書くことで洞察が生まれます。

ラベリングを使った書く瞑想は、自分の内面や感情を客観的に捉え、それに対する理解を深める助けとなります。定期的に行うことで、脱同一化しやすくなり、自分の感情や思考のパターンをより明確に認識することができるようになるでしょう。

## ストレスを消すメソッド「S・T・O・P」

感情が動いた出来事とそれに対する反応を書いていただきましたが、いかがだったでしょう？

不愉快な出来事と嬉しい出来事の反応を書いていくと自分がどんなときに喜んで、どんなときにイライラしたり落ち込んだりしているのかが見えてきます。

このような出来事に対する反応は、自動的、習慣的に起こっています。

「こういう気持ちになろう」「この出来事をこう捉えてみよう」と、意識して決めているのではなく、無意識に自動的に起こります。習慣、パターンになっていると言えます。

とくに注意していただきたいのは、不愉快な出来事に対するストレス反応です。

不愉快な出来事が起こったら、ストレス反応を見ることを習慣化してみてください。それは自動的・習慣的に起こります。

そこで、この自動思考を止めるためのメソッドがあります。それが「S・T・O・P」というものです。

**Stop 止まる**
**Take a breath 一呼吸置く**
**Observe 観察する**
**Proceed 次に進む**

ストレスに気づいたら心の一時停止ボタンを意識してみてください。

一度止まり、一呼吸置く。そして、そのときの感情を観察します。「今、〇〇ということにイライラしているな」「イライラしても問題は解決しないから、次に進もう」といったように頭の中で言葉にしましょう。

## 「O」観察のコツ

観察するというのは一見難しく思うかもしれませんが、難しくありません。

大切なのは、一度立ち止まり、出来事（刺激）と反応の間にスペースをつくることです。現在行っていること、考えていることを一旦止めて、今の身体の感覚、感情、思考に注意を向けます。

**「今、何を感じている？」と問いかけてみましょう。**

**これだけで心が「自動操縦モード」から「観察モード」に変わります。**

次に呼吸に注意を向けます。呼吸の感覚を感じます。

呼吸は揺れ動く心を「今ここ」につなぐ船の錨のような役割を果たしてくれます。

「今ここ」の呼吸を感じて落ち着いてきたら、自分の感情や感覚を観察しましょう。

怒り、不安、焦りなどの感情があるかもしれませんし、心臓がドキドキする、肩に力が入る、手に汗をかく、胃が重い、などの生理反応があるかもしれません。

「観察モード」に切り替えたことで、「自動操縦モード」のときには見逃していたものが見えてきます。


「今、何が必要か？」と問いかけ、次に進みます。

一時停止したけど、そのまま進むのか、違う選択をするかもしれません。どちらにしても習慣的に、無意識に反応するのではなく、意識的に選択してから次に進んでいきましょう。


シンプルにするなら、止まって深呼吸して、内側で起こっていることを意識する。

これだけです。

紙に書き出したことを、リアルタイムで行ってみるのです。

例えば、ストレスがかかると、いつも呼吸が浅くなって、コンビニに寄って甘いものを買ってしまう場合。そんなストレス反応に気づいて、深呼吸してみる。

たったこれだけで間が生まれます。

「反応的」から「主体的」な生き方にシフトする鍵が「自覚」です。「自覚」することで、「刺激」と「反応」の間にスペースが生まれ、これまでと違う「反応」を選択できるようになります。

# 第4章

# 自分を癒やす「書く瞑想」

# 自分を癒やすための「書く瞑想」

本章では、「自分を癒やす」をテーマにお伝えしていきます。

自分の置かれている状況の辛さから、どうしようもないほど落ち込んでしまっていたり、不安に潰されそうな気持ちになったり、悲しみが溢れている方は、本章で紹介する書く瞑想、ジャーナリング、考え方を取り入れてみてください。

今あなたが抱えている不安やストレスはなんでしょうか？

不安が重なり、ストレスが溜まってくると、誰しも心に余裕がなくなり、ネガティブなパターンが出てきやすくなります。

ノートに書く言葉も、自然と湧いてくる過去の記憶も、未来の予想も、気分の悪いときは、ネガティブなものが多くなっていきます。

現在の状況判断、物事の捉え方は、そのときの気分に左右されます。気分の良いときは物事の良い面が見えやすいものですが、気分の悪いときは物事の悪い面が見えやすくなるものです。

書く元気も、瞑想する元気もないという気持ちになるかもしれません。

それでも、そういう方こそ、ノートを開いて1分間だけ書いてみてください。

最近、「ネガティブになっているな」「不安で押しつぶされそう」と思ったら、ストレスや不安の原因と、今感じていることをそのまま書き出してみましょう。

何にストレスや不安を感じているのか書き出すだけで、ストレスや不安感は軽減されます。

## ストレス・不安を軽減するコツ

ノートの書き方はシンプルです。

**「私は、『〜（原因）』によって、『〜（ストレス反応）』を感じている」**

このように書き出してみてください。

問題（ストレスの原因）とそれに対する自分の感情を紙面に吐き出すことで、「見える化」され、整理され、楽になると同時に、それらの感情を一時停止することができます。

生きていく上で「ストレス」は避けられません。適度のストレスは、私たちの人生に充実感をもたらしてくれますが、大きすぎるストレス、長期的なストレス、それが複数重なると、誰しも後ろ向きになるものです。

・配偶者（夫・妻）や恋人、親族、親しい友人の死
・自分や家族の病気、怪我
・離婚、配偶者・恋人・子どもの暴力
・多忙による心身の過労
・配偶者や恋人の浮気、恋人との別れ
・勤務している会社の倒産・失業・リストラ

自分でなんとかなる問題もあれば、自分ではコントロールできないものもあります。解決の道がまったく見えないものもあるでしょう。

「書いたところで問題が解決するわけではない」と思うかもしれません。でも、それでも書いてみるのです。

**解決するだけがすべての答えではありません。**頭の中だけで考えると、悩みは無限にあるかのように感じてしまいますが、実はいくつかの悩みがぐるぐる回っているだけだったりします。

これは脳がジャグリングしているような状態です。ジャグリングは同時に回す数が多ければ多いほど難しくなりますが、問題も同じ。問題が同時に複数、絡み合って複雑になると脳に負荷がかかります。

頭の中で悶々と悩み続けることは、苦しみそのものです。苦しみを取り除くため、一時的であっても、自分を楽にし、問題を整理していくことが大切です。

## モヤモヤが消えるジャーナリングメソッド

先ほど紹介した自分を癒やす書く瞑想をやっていただいたあと、余力があれば、ぜひもう少し具体的に問題を整理するフェーズに入っていきましょう。

モヤモヤが消えるジャーナリングメソッドです。ステップは3つあります。

ステップ1 **問題をすべて書き出す**

ステップ2 **分けて、優先順位をつける**

ステップ3 **「問題」を理解し、「時間軸」で整理する**

ひとつずつ見ていきましょう。

ステップ1

## 問題をすべて書き出す

まず、頭の中の声を書き出します。これは第2章の基本ステップ1と同じです。

この1の「書き出す」だけでも有効です。その際、頭の中の声を素直に書き出すのが大事です。気になることを、とにかく数をこなしてください。例えば、

「あの上司、嫌いだ！　心が狭い」

「婚活がうまくいかない」

……など、まずは思いつく限り書き出しましょう。書き出せたら、何が出てきたか改めて紙を眺め、客観視していきます（これだけでも漠然とした不安のループを断ち切ることができます）。

将来への漠然とした不安とか、お金に関するトラブルの可能性など、モヤモヤとし

て、思考がぐるぐると頭の中を駆け巡っている状態はストレスです。モヤモヤしている思考を全部書き出したら、それを客観的に観察してみましょう。客観視することで、漠然とした不安や、堂々巡りは静まります。

実際には大した問題でないことに気づくかもしれませんし、それを乗り越えるための行動も見えてくるかもしれません。

### ステップ2 分けて、優先順位をつける

すべての問題を書き出したら、整理しましょう。

- 人間関係の悩み
- 仕事の悩み
- 将来の不安
- お金の不安
- 健康の問題

など、ざっくりとなんの悩みか分類する。まずそれをするだけでもスッキリします。自分なりの言葉で分類してもＯＫです。

そして、解決のための分類をしてみましょう。例えば人間関係の悩みで「子どもとの関係がうまくいっていない」「親との関係の悩み」「職場の上司の悩み」の3種類が出てきたとしましょう。

まずそれに優先順位をつけましょう。

**「自分はどれから解決したいと思っているだろう」**
**「何を一番解決したいと思っているだろう」**

と自分に問いかけてください。

そして番号をふってみてください。どれも一番にしてしまうかもしれませんが、自分の心に従って最も解決したいもの、緊急かつ重要なものなどから優先順位をつけてみましょう。

私はフセンに書いて壁に貼り、順番を並べ替えたりしています。

ステップ3

## 「問題」を理解し、「時間軸」で整理する

そして、優先順位が1番目のものから整理していきましょう。

ここではまず、「何が問題?」「どうしたらいいのか?」と考えてみます。

例えば、「親との関係の悩み」だった場合、どんな原因があって関係が悪くなってしまったのかを理解しましょう。難しければ、ノートにことの経緯や状況を書き出してみるのがおすすめです。そして、「どうしたらいいのか?」「どういった状況になりたいのか」を考えてから、具体的な行動をいくつか考えます。例えば、

- 怒らせてしまったことを謝る
- 一度相手の言い分、話を聞いてみる
- ちょっと距離を置いてみる

など。解決策でも気晴らしでも書き出したものを行動するときは「今できること」

に専念します。ステップ1だけでもメンタル調整にかなり効果があります。

そして、次に「時間軸×解決」という視点で見ていきます。解決までにどのくらいの時間がかかるのか考えてみるのです。

- **今解決できることなのか**
- **数日以内に解決できることなのか**
- **解決には1年くらいかかることなのか**
- **そもそも解決できないことなのか**

このように整理してみましょう。

問題と解決策を明確にし、どのくらいの期間で解決できそうかが見えてくると、不安が雪だるま式に大きくなっていくのを止めることができます。

すぐに問題が解決しないときは、気晴らしになる行動を書き出して、気分転換しましょう。リラックスすること、ポジティブになることを行いましょう。

## 「そもそも解決できない問題」は手放そう

抱えている問題やストレス源が「そもそも解決できない問題」だったものだったとしたら、それは手放しましょう。

例えば、他人や過去、天気、景気は変えることができません。

変えられないことへの執着は、まったくもって意味のないことです。自分が変えられることに意識のスポットライトを当てていきましょう。

それでは、自分が変えられることとは何か？

それは自分の思考と行動です。

思考と行動を変えることでストレスレベルを下げることはできます。また、自分の思うように物事が進まないときにも、問題に対する考え方や行動は選択できます。

過剰なストレスやお決まりのパターンに気づいたら、少し立ち止まって書き出してみましょう。

## モヤモヤが消えるジャーナリング

ステップ① 頭の中を書き出す

ステップ② 分けて、優先順位をつける

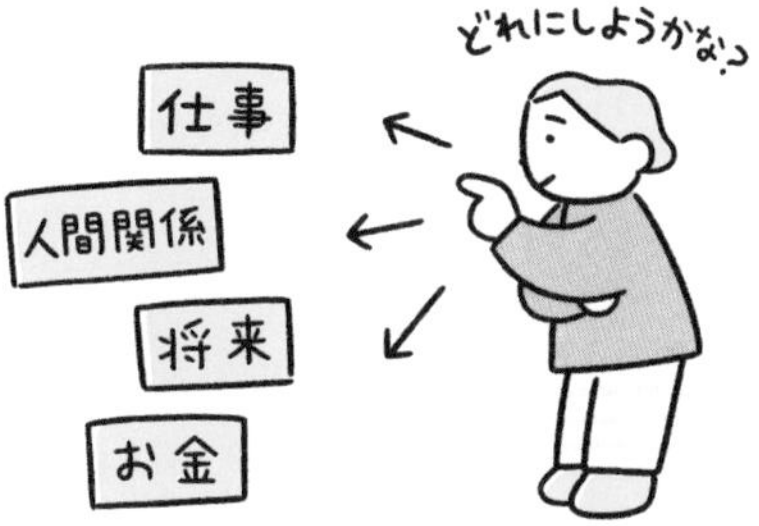


ステップ③ 「問題」を理解し、「時間軸」で整理する

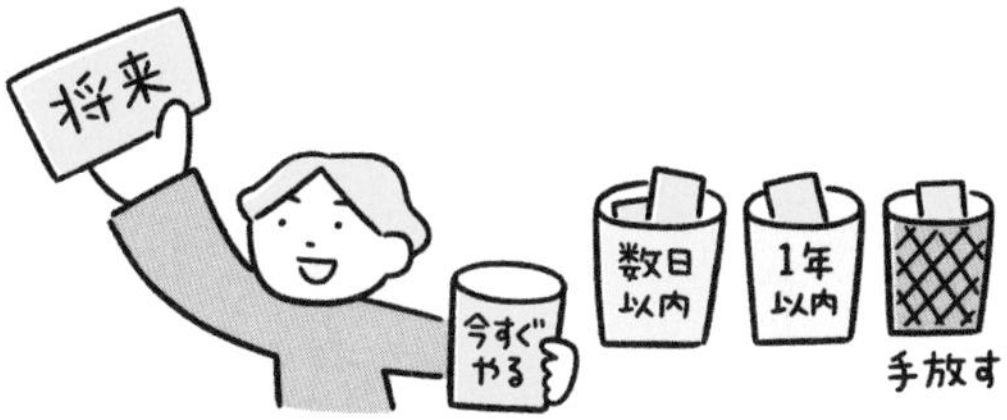


**「そもそも解決できない問題」はすぐに手放そう**

「この出来事をどう捉えよう」「どのような行動をしよう」少し止まって考えることで反応を選択し、新しいパターン、プログラムに書き換えることができます。

マインドフルネスがストレス低減に役立つ理由はここにあります。

**外側の「問題」を変えようとするのをやめて、内側の不快な感情や感覚を受け入れ、この瞬間にくつろぐことで、手放すことで、幸せが戻ってくるのです。**

ありのままの状況と、自分自身を受容したとき、私たちは内側にある心の平安と自由と再びつながることができます。それがなんであろうと、起こっていることを早く受け入れた分だけ、より早く心の平安と自由を手に入れることができます。

そのためには湧き上がってくるどんな感情にも気づくこと。とくに抵抗する気持ち、嫌悪する気持ちがあるときは、そのことに気づくことが大切です。

## 「漠然とした不安」は具体化すると消えていく

人は、強い不安に襲われているとき、不安の中身を具体的に把握しておらず、漠然とした不安を感じていることがほとんどです。紙に書き出していくと、不安の中身が明確になり、恐れや不安は和らぎます。モヤモヤしていたものがはっきりしていって、「なーんだ、私はこれを恐れていたのか」と、それだけで心が楽になるのです。

自分の無意識を意識化することで、感情が安定したり、具体的な解決策が見えてきたりするものです。

自分が何を嫌がり、怒り、恐れているのか。

本当はどうしたいのか、今できることは何か。

自分の素直な感情に気づいて理解してあげることで、心は落ち着いてきます。

反対に、理解できないもの、よくわからないものは、怖いと感じるのです。

これは子どもがオバケを怖がるのと同じ。

オバケや幽霊が怖いのは、よくわからないから、得体が知れないからです。

薄暗い中だとオバケは怖いですが、そこに光が当たって、正体があらわになると怖くなくなります。心霊現象も、もしもそれが発生する原因、理由を科学的に解説されたら、その恐怖はかなり軽減するか、なくなるはずです。

さらにいうなら、「オバケだ!!」と思っていたのが、よくよく見てみると実は、人が入っていて、しかも友人だったとしたらもう全然怖くないですよね。


こんなふうに、心のモヤモヤを書き出してそれを理解すればするほど、恐れや不安、苦しみは軽減し、その感情や思考に振り回されにくくなります。

ネガティブな感情であれ、ポジティブな感情であれ、すぐに「反応」するのではなく、評価や判断を入れず、しっかりと「観察」することで、対象をよく知ることができます。

時間がない方は、1と2のステップだけやってみてください。

## 「イライラ・怒り」を静める思考法

「あいつのせいでこんな気持ちにさせられている」

「あいつが間違っている！　自分は絶対に正しい！」

と考えるとイライラがやむことはありません。

イライラしたり、怒ったりする感情というのは、人間だから誰もが持っているものです。しかし、それらを放置したり、増長させたりしていても、人生にとってはあまりプラスに働きません。

イライラすることで、周りや相手にきつく当たってしまって関係性が悪くなったり、感情に振り回されていつもの自分でいられなくなったり、冷静な判断ができなくなったりしますよね。

しかし、「今、怒りを感じている」「自分はなぜ怒っているのだろう？」と怒りの理由を分析し、書き出すことで理性の脳が働き、冷静になります。自分が反応するきっかけ、状況、言葉を自覚しておくと、また同じ状況になったときに「観察モード」に入りやすくなるのです。

それではどうすれば、激しい波のように押し寄せてくるイライラや欲求をやり過ごすことができるのかを解説していきます。

3つのステップで、怒りとの向き合い方を解説します。

**ステップ1　S・T・O・P**
**ステップ2　一次感情に気づく**
**ステップ3　期待に気づく**

この3つを意識することで、自分の「怒り」をコントロールできるようになります。
それぞれ解説していきますね。

ステップ1

## S・T・O・P

まずは、116ページで紹介した「S・T・O・P」を行います。シンプルにいえば、「私は怒っている」と認識して止まることです。

**怒りなどの激しい感情は、「赤信号止まれ」と捉えて深呼吸しましょう。**

イライラが長引く最大の原因は、湧いてくる激しい怒りに巻き込まれ、「私は怒っている」という自覚がないことにあります。怒りに気づいていなければ、情動や、その前提にある考え方を調整することはできません。

怒りを無視して抑えるのでもなく、怒ってないふりをするのでもない。「私」の中の「怒り」を意識することで、「怒り」と「私」を切り離すことができるのです（＝脱同一化）。

ではどうやって気づくのか？

自分を知るための入り口は、呼吸と身体感覚です。心は目に見えませんが、心と身体はつながっています。また「息」は、「自」分の「心」と書くように、呼吸と心もつながっています。

私たちは怒っているとき、頭に血が上り、首や肩が緊張し、交感神経が優位になり、鼓動が速くなり、呼吸が荒く、短くなっています。

ここにリアルタイムに気づけると、小さな怒りの段階で処理することができます。ここで気づかないと、小さな怒りが大きな怒り、そして恨みへと雪だるま式に膨れ上がっていきます。

普段から、呼吸と身体感覚に気づく練習をしておくと、突然の出来事に対して、カッとなったときでも身体と呼吸の変化に気づきやすくなります。

**観察する順番は、「感覚」→「感情」→「思考」です。**

まずは、怒りによって生じた身体感覚を、全身をスキャンするようなイメージでチェックします。

例えば、激しくなった心拍、眉間にシワが寄っている、呼吸が浅い、首・肩の緊張、など。身体のどのあたりに、どんな感覚があるかに注意を向けます。その感覚に名前をつけたり、対話したりしてもいいでしょう。

**「怒り」を観察するポイントは、「怒り」と「自分」を同一化せず、適度に距離をとって見守ること。**「怒り」と「自分」が一体化していたら、感情に巻き込まれて、観察することも、手放すこともできません。

しかし、「私の中に怒りが湧いている」「私は、私の中に怒りを感じている」といったような、適度な距離感（観察者の視点）が持てていると、怒りを手放しやすくなります。

自動的に湧いてくる思考に対しても同様です。考えたことに対して「○○と思った」とラベリングしていきます。

「この野郎！」……と思った。
「最悪！」……と思った。
「いい加減にしろ！」……と思った。

このように捉えることで、「怒り」の原因となる出来事に対する「意味づけ（自動思考）」と「自分」を切り離すことができます。

ネガティブワードや、暴力的な思考が湧いたとしても問題ありません。自然に湧いてくる思考や感情自体は止められません。大切なのは、そのような思考に気づくこと。湧いてきた思考や感情と、どのように向き合い、どのように対応するかが大切です。

怒りと向き合うときのポイントは、「怒っている自分」を否定しないこと。「怒ってはいけない！」「怒るべきではない！」と、怒りを抑えようとすればするほど怒りにとらわれてしまい、怒りの連鎖がやむことはありません。

怒りに気づいたら、ただ理解し、許すことです。

許せないと思ったら、「怒ってしまうよね」「許します」と心の中で呟いてみましょう。

マインドフルネスでは、「怒り」「悲しみ」「失望」などもあるがままに受容できる心の器を養っていきます。自然に湧いてくる思考や感情を、まるで空を流れる雲を眺めるかのように、青空のような広い心で観察していきます。

「S・T・O・P」ができたら、②か③へ進みます。

## ステップ2　一次感情に気づく

「なぜイライラしているのか？」身体の声に耳を傾けながら、自分自身と対話してみましょう。

イライラ、モヤモヤの中身、怒りの根本原因に気づき、洞察することで、イライラのパターンが激減します。

心理学の世界では、怒りは「二次感情」といわれます。不快な出来事や刺激を受けたとき、すぐにカッとなって、怒りを感じたように思いますが、実は怒りの前に、「一次感情」が隠れています。

例えば、義理の母が、お節介で口うるさい場合。

「しつこいなぁ！　いい加減にしてよ!!」

とすぐに怒りが湧いたように感じるかもしれません。しかし、よくよく見ていくと、自分が責められているような「悲しみ」「恐れ」「惨めさ」や、自分を尊重してくれていないことへの「悔しさ」「傷つき」「がっかり」といった「一次感情」が隠れているかもしれません。

または、「ほうっておいてほしい」「わかってほしい、理解してほしい」といった欲求や相手に対する期待があるのかもしれません。

怒りはいわば、心を守るための行為なのです。

怒りそのものを味わうようにすると、余計にイライラしてきますので、怒りと向き合う場合は、その裏側にある一次感情や、隠れた欲求に光を当てていきましょう。

あなたが今、イライラしていること、怒っていることの裏にある感情はなんでしょうか？

「本当はどうしてほしかったか」をノートに書き出してみてください。

内側で泣いている子どもを無条件の愛で包み込む母親のような優しい眼差しで、自分自身を見ていきましょう。

怒りの裏に隠れた気持ち、本音、または欲求や思い込みを理解できてくると自動操縦的なパターンが変容していきます。


心に余裕がなくなってくると、イライラしがちです。欲求や感情を抑えて、ストレスや一次感情が溜まってくると、怒りが外側に溢れ出し、噴火しやすくなります。

イライラしたり、心に余裕がなくなっているときは、無理せずに、自分だけの時間も持ち自分自身を大切にして、心を満たしてあげましょう。役割や、やるべきことから自分を切り離し、ひとりきりになって、自分の気持ちを見つめる時間は、心の平安を得るために必要なことです。

自分の怒りのパターン、きっかけが見えてきたら、「怒りが湧いたときの対処法」を決めておくのもいいでしょう。

イライラしたとき、いつものパターンで、カッとなって怒鳴りそうになったら、トイレへ閉じこもったり、ベランダに出たりして深呼吸する。このように「怒り＝ひとりで深呼吸」と決めておくのも効果的です。

## ステップ3 期待に気づく

怒りの前提には「期待」があります。

「自分が何を期待していたのか」に気づくだけで、怒り・イライラを軽減することができます。

とくに身近な他者に対して怒りが湧いたら、このステップが有効です。

初対面の人なら大丈夫なのに、身近な人間関係でストレスを感じ感情的になってしまう方、多いかと思います。

例えば、普段は冷静なタイプなのに、旦那さんや奥さん、子どもや親に対してはなぜかイライラしてしまう。これは誰にでもあると思います。

この期待を、甘えと表現することもできます。

初対面の赤の他人には、期待や甘えはありませんが、身近な人に対しては甘えや期待があるので「なんで理解してくれないの?」「なんでやってくれないの?」とイライラしてしまうというパターンが多いです。

**人は期待する役割が裏切られたときにイライラします。**

役割期待が大きければ大きいほど、「がっかり」や「イライラ」も大きくなります。相手に対して、「もっとこうして欲しかったのに……!!」という期待や欲求が強くなりすぎると、欲求不満の怒りを経験することになるのです。そんなときは、「相手に対する期待はなんだろう?」と考えてみてください。

自分が相手に対して何を期待していたかに気づくだけでも怒りが緩みます。

仏教の苦しみ「ドゥッカ」には、「思い通りにならない」という意味があります。相手を自分の思い通りにしようとするのを手放し、ありのままの相手を受け入れると、「思い通りにならない」という欲求不満のストレス、苦しみから解放されます。

ただし、長期的によい関係を築きたいなら、自分の気持ちを抑えてばかりよりも、ちゃんと伝えることも大事です。

関係がうまくっていないと感じるときは、「相手にどんなことを期待しているか」「お互いの欲求を満し合うにはどうしたらいいか」を書き出して、話し合ってみるのもおすすめです。

## 落ち込んだときのジャーナリング

イライラとは逆に、落ち込んでしまった場合はどうすればいいでしょうか。

どれだけ自分に自信があっても、どれだけメンタルが強い人のように見えても、疲れが溜まって、失敗が重なるとつい落ち込んでしまうことがあります。どれだけ周りの人が励ましてくれても、自分に失望したり、自分を責めてしまったりする人もいるかと思います。私自身も落ち込んだときに、ジャーナリングに助けられました。

メンタルが不安定になり、自分を責めて、自信を失って無気力になると、あなたが持っている本来の力を発揮できなくなります。

思考力や行動する力が失われ、もっと酷いと何もする気が起きなくなり、不安がどんどん積み重なってしまうからです。自信を持って望めば全然難しくない仕事でも、自分に対して疑心暗鬼になっていたら、なかなか成功することはありません。

自信を失うことが一番人生にとっての損失なのではないかと思います。

でも大丈夫。ここでも書く瞑想を行うことで、自分の自信を蘇らせ、メンタルレベルを上げて前を向けるようになります。

## 失敗時のジャーナリング3ステップ

### ▼ステップ1 「思考の歪み」がないかチェックする

心理学者のマーティン・セリグマンは、人が失敗や挫折にどのように反応するかを研究し、3つの「P」が苦難からの立ち直りを妨げることを明らかにしました。

- **自責化**（Personalization）……**自分が悪いのだと思い込むこと**
- **普遍化**（Pervasiveness）……**ある出来事が人生のすべてに影響すると思うこと**
- **永続化**（Permanence）……**ある出来事の余波がいつまでも続くと思うこと**

自分「だけが」悪いと思い、自分は「いつも」そうだと考え、こんなことが「ずっと続く」と思えば、いつまでも立ち直ることなどできません。

私自身もある分野の喪失体験によって、ほかの分野の能力にも急に自信が持てなくなることがありました（普遍化）。そして、それがずっと続くような気がしていました（永続化）。

落ち込んだときは、このような「思考の歪み」がないかをチェックしていきましょう。悲劇はあなただけのせいではありません。どんなミスをしたとしても、それが自分ひとりのせい、ということはほとんどないはずです。

それが人生のすべてに及ぶわけでもありません。

そして、それがずっと続くものでもありません。

もちろん完全に消え去るものではないですが、人の感情は流れては消え、とどまっていることはないので、最初の激しい苦しみは少しずつ和らいでいきます。

### ステップ② 視点を変える

物事を見る枠組み（フレーム）を変えて、違う視点で捉え直してみましょう。

例えば、「『人生の終わりだ』と思ったけど、本当にそうだろうか？」と改めて自分の目線ではなく、違う立場から「本当にそうだろうか？」と自分に投げかけてみるのがポイントです。

視点を変えるので最もわかりやすいのが、反対の側面を見ること。ネガティブになっていたら、肯定的な側面も探ってバランスをとりましょう。

**「この出来事から何を学べるか？」**
**「この出来事を通じて、自分をどのように成長させることができるか？」**
**「この出来事を乗り越えた自分は、世の中にどのような貢献ができるか？」**

など、意味づけを変えることで、楽観的になることができます。そして、

**「今は落ち込んでいるけど、人生全体で見たら大した失敗ではない」**

**「自分や他人を責めるのではなく、今できることに意識を向けていこう」**

**「失敗や挫折から学んだことこそ生涯の財産になる」**

**「この経験を成長の機会と捉えて感謝し、今後の人生に活かしていこう」**

**「ここから最高の人生を切り開く力が私にはある。だから大丈夫」**


と自分自身に囁きかけていきます。ほかにも視点の切り替え例を挙げると……、

- **未来の自分になったつもりで、今の自分を見てみる**
- **もし3年後の未来の自分がいたら、なんて声をかけるかを考えてみる**
- **相手の気持ちになって、もし自分がその人の立場だったらどう感じるかを考える**

時間軸を変え、この問題を乗り越えた自分になったつもりで、現状を見つめてみましょう。他人や時間など視座を変えることで思考が柔軟になります。

### ステップ③自分自身に思いやりを向ける

ステップ②の「視点を変える」のバリエーションです。

落ち込んだときに、最も大切な視点です。まるで親しい友人に対するように自分自身を思いやり、優しい微笑みを向けてあげましょう。

「心は庭のようなものです。思いやりや愛の種を育てることも、恐怖や恨みの種を育てることもできます。あなたは何の種を育てますか？」（ブッダの小さな説明書）

これは仏教学者ジャック・コーンフィールドの言葉です。

「自己批判」「誰かのせいにする」「自分を卑下する」といったネガティブなセルフトークには注意しましょう。それらの言葉が知らず知らずのうちに自分を洗脳し、セルフイメージを下げることにつながります。

かといって、ネガティブな思考を否定し、無理にポジティブな言葉を繰り返す必要はありません。自己肯定感の低い人が、「自分は最高だ！」「私は魅力的だ！」と、アファメーションを唱えると、逆に自己肯定感が下がったという研究もあります。

心からそう思っていないのにポジティブな言葉を言うと、自分に嘘をつくことになるからです。

ではどうしたらいいのか？

その答えが**セルフコンパッション**です。

セルフコンパッションとは、セルフ（自分）へのコンパッション（思いやり、慈悲）をつなげた言葉で、テキサス大学のクリスティン・ネフ准教授が提唱した概念です。

**愛する人、大事な人に向ける思いやりを、自分に対しても向けるという考え方です。**

失敗したときには、セルフコンパッションを意識することで、自分自身の苦しみや欠点を理解し、思いやりを向けることができるようになります。

例えば過去にしでかした失敗で、後悔していることを無理のない範囲で思い出してみてください。後悔している自分に対して、別の自分が思いやりと理解を持って、話しかけているところを想像してみましょう。

さて、どんな言葉をかけてあげるでしょう？

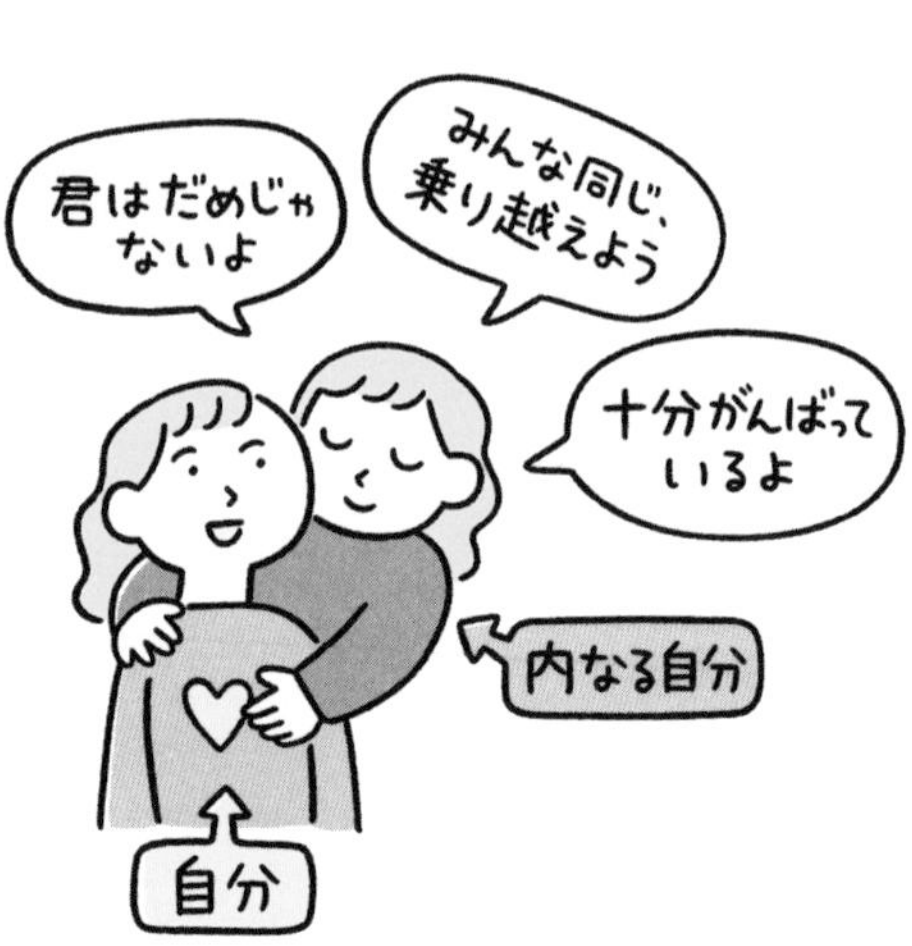
君はだめじゃないよ
みんな同じ、乗り越えよう
十分がんばっているよ
内なる自分
自分

「もうダメだ、最悪」「あなたの能力が低くなければこんなことになってなかった」「お前はダメな奴だ、生きている意味がない」なんて言わないですよね。

あなたの大切な人が苦しんでいるとしたら、どんな言葉をかけるでしょうか？

愛する人や友人、さらには困難な状況にある人を励ますときのように、優しさ溢れるメッセージを自分自身に送ってあげましょう。


「君は十分頑張っているよ」

「ダメじゃない部分を探してみよう」

「人生には困難な時期もある」

「私は自分自身のことをとても大切に思っ

ているよ」

自分を責める声に気づいたら、反論して自分自身を守ってあげましょう。「そんなことないよ！」と。

その責める声に反論して、優しさに満ちた「慈愛の言葉」を伝えてあげましょう。

## セルフコンパッションを養う習慣

### ①リマインドペーパー

まずは、リマインドペーパーという方法です。先ほど紹介したような困難なときや挑戦のときに自分自身を励ますための言葉やフレーズを見つけ、それをメモや壁紙として目につく場所に置いておきましょう。中長期的に目に入ってくるため、そのたびにそのメッセージがリマインドされ、非常に効果的とされている手法です。

## ▼②自分を抱きしめ、言葉をかける

次に苦しくなったときは、自分の両手を胸に当てて優しさを送って癒やしてあげましょう。これをコンフォートジェスチャーといいます。自分自身をハグしたり、実際にマッサージしたりしてもいいでしょう。自分の身体に優しく触れるとオキシトシンというホルモンが分泌されて、不安や恐怖心が和らぎます。

## ▼③思いやりの瞑想

よければ心の中で「慈悲の瞑想」で使うフレーズを唱えてみてください。目を開けながらでいいので、リラックスしながら言葉を唱えてみましょう。

私が幸せでありますように
私の悩みや苦しみがなくなりますように
私の夢や願いが叶えられますように
私が幸せでありますように

私の大切な人たちが幸せでありますように
私の大切な人たちの悩み苦しみがなくなりますように
私の大切な人たちの夢や願いが叶えられますように
私の大切な人たちが幸せでありますように

世界中の人たちが幸せでありますように
世界中の人たちの悩み苦しみがなくなりますように
世界中の人たちの夢や願いが叶えられますように
世界中の人たちが幸せでありますように

セルフコンパッションを意識することで、自分自身を癒やしてレジリエンスを高めることができます。失敗したときにこそ、自分で自分を思いやってあげてください。

## ベネフィット・ファインディング

### 最悪の出来事から自分を立ち上がらせる方法

私自身が辛いときにものすごく役に立った書く瞑想を紹介します。

それが、ベネフィット・ファインディングです。

**ベネフィット・ファインディングとは困難や逆境の中でもベネフィット（得られたものや肯定的な変化）があることに気づくジャーナリングワークのこと。**

もしも今、困難や逆境に見舞われているとしたら、その中に隠れている「ベネフィット」を書き出してみましょう。

または過去を振り返って、今も受け入れられない経験があるとしたなら、その中に隠れている「ベネフィット」を書き出してみましょう。

やり方は簡単。ネガティブに捉えている出来事に対して、「〜って思ったけど本当？」と疑ってみる。そして、「この体験があったから」「あの出来事のおかげで〜」とプラスの側面を書き出していきます。

・離婚して良かったことは？
・病気や事故にあって得られたものは？
・仕事の失敗から学んだことは？
・認知症の家族を介護する中で感謝できることは？
・父親（母親）があのような性格で良かったことは？

など。「最悪の出来事と思っていたけど、それは本当に悪いことだけか？　良い側面はないのか」と見ていくのです。

「あの体験にも意味があった」「あのときの経験があるから今がある」と、辛い体験の中に隠れていた意味や価値に気づいていきます。

自動的に生まれた「捉え方」に対して、「ほかの考え方はないのかな?」と問いかけることで、悲観的な固定観念が覆され、思考が柔軟になります。悩んでいるときは、視座が低く、視野が狭い状態ですが、視座を高くして、視野を広げると、必ずプラスの恩恵があることに気づきます。


実際、すべての出来事に良い悪いはありません。私たちの心という色眼鏡が解釈、判断という色をつけるまではニュートラルです。

一見、先入観で、ネガティブだ、良くないことだと思っても、そのおかげで得ているメリット、プラスの側面が必ずあります。不愉快な出来事や自分の影にも意識の光を当ててバランスをとっていきましょう。

ただし、辛い出来事の直後など、ポジティブに目を向けようとすると、かえって苦しくなることがあります。落ち込んでいる人に、ベネフィット・ファインディングを押し付けると逆効果になることもあります。ある程度、気持ちが落ち着いてきた段階で自分自身に対して行うようにしましょう。

# 感謝の書く瞑想

感謝するに値するものがないのではない。
感謝するに値するものを、気がつかないでいるのだ。
良い運命の主人公になりたかったら、心の中に感謝と歓喜の感情を持つことだ。
感謝と歓喜に満ちた言葉と好意は、人生の花園に善き幸福という実を結ぶ。

中村天風

日本最初のヨガ行者ともいわれる中村天風さんの言葉です。

感謝するに値するものを、気がつかないでいる――。

まさにその通りだと思います。

私たちは日々、ストレスや不安、心身の健康問題を抱えています。その理由は、私たちの無意識の思考は、「ある」ものよりも「ない」ものに目がいきやすいせいかもしれません。

欲しいものが手に入っても、私たちの心はすぐに慣れます。高級車を手に入れても、数年もすれば、すでに「ある」ものは「当たり前」に感じるようになり、また「ある」ものよりも「ない」ものばかりが気になります。

どれだけ恵まれていても、不足にばかり目がいく人は、不幸を感じやすいのです。不満や不足感から、その穴を埋めようと頑張っても、内側が渇いていると、なかなか満たされません。だから感謝の瞑想で幸せに気づく力を高め、内側を満たして、バランスをとる必要があります。

**人は、「感謝」しながら、不幸になることはできません。「感謝」しているとき、人は幸せを感じることができるのです。**

感謝が人を幸せにします。幸せだから感謝するのではなく、感謝するから幸せを感じるのです。

また、感謝に関して、こんな脳の研究もあります。

カリフォルニア大学のロバート・エモンズ教授らは、感謝が幸福にどのように関係するかの調査研究を行いました。その結果、日々、感謝を実践していくと、次のような効果が期待できることがわかってきました。

・ストレスの減少
・孤独や分離感の減少
・免疫システムの強化
・喜び、楽観、幸福感の増大
・心に余裕ができ、よりおおらかになる
・豊かな人間関係を築きやすくなる

脳科学的に解説すると、感謝をすると、脳内でオキシトシンやセロトニンが分泌されるので、このような心理的、身体的な変化が生まれるのです。

簡単にいうと、感謝の気持ちを意識することで幸福感を感じやすくなり、心、身体、人間関係も良くなるのです。

スピリチュアル的には感謝の波動が最も高く、さらに幸せを引き寄せるといわれますが、実際私自身も起こることすべてに感謝していったことで、人生が好転していきました。自分の人生を讃えて祝うほどに。さらには、多くの幸せが見つかるようになるのです。

## 感謝の書く瞑想ワーク

ここからは実践方法です。

今あなたは、何に感謝していますか？

感謝していることを3つ書き出してみてください。

家族や友人、お世話になった人、すでに亡くなった方でもかまいません。

感謝したい人を書いていきます。

夫や妻といったパートナー、子ども、両親、兄弟、親戚、友人、お客さん、ビジネスパートナー、旅先で1回会った人かもしれません。

「名前＋ありがとう」とノートに書いてみてください。

または、人以外でも、物や状況などでもいいでしょう。

例えば、家があること、食事ができること、今呼吸していること、この瞑想ができることなど、普段は、当たり前に感じていることでも結構です。


心の中で、感謝したい人や出来事を書き出しましょう。人に「感謝」をすると、親や家族、たくさんの人の縁で、自分自身が生かされていることに気づきます。

感謝することがイメージできない人は、次の3つをヒントにしてください。

・得ているものへの感謝（having）
・やってもらったことへの感謝（doing）

・存在そのものに対する感謝（being）

と分けて、思いつくまま、紙に書き出してみてください。
例えば、次のようなものでもいいでしょう。

・平和な日本に生まれたこと
・屋根があるところで眠れること
・仕事があって、ちゃんと生活できていること
・五体満足、健康な身体で、呼吸ができること
・自分がやったこと、人にしてもらったこと
・今の状況、すでに手にしているもの

普段は当たり前になっていることに、意識の光を当てて、感謝していきます。

書き出せたら感謝を全身で感じていきましょう。温かさや広がりのようなものを感じたり、時には涙が溢れてくるかもしれません。

もしも、どうしても感謝できない場合は、それがなくなったときのことを想像してみましょう。突然、愛する人が病気で死んだら……、事故にあって下半身が動かなくなったら……、家が地震で壊れてしまったら……。

これらの病気、事故、災害は、いつどのような形で起こるかわかりません。

経済的に貧しく、不衛生で過酷な状況でも元気にたくましく生きている人たちがいることを知れば、いかに自分が恵まれているのか痛感します。

最後に、すぐ近くにいる家族や友人に対して、感謝を伝えてみてください。

「〇〇さん、一緒にいてくれてありがとう」
「〇〇さん、〜してくれて、ありがとう」

など、相手がいてくれること、存在そのものに感謝を伝えてみてください。少し照れくさいかもしれませんが、感謝の気持ちは、幸せにダイレクトに影響します。

感謝の手紙を書くのもおすすめです。手紙でも、ラインの絵文字だけでもかまいません。感謝を伝えれば、伝えたほうも伝えられたほうも良い気分になれます。

感謝を受け取る側よりも、感謝を伝える側のほうにより大きな効果があるとする研究もあります。感謝に気づいて表現することを習慣にすると、人間関係も良くなって、身体も心も整って幸せになっていきます。

## 過去へのとらわれを手放す

「過去への執着を手放す」というテーマについてわかりやすい物語があるので紹介します。過去を手放せない禅僧の話です。

幕末、担山という禅僧が、友人の学僧と地方行脚をしていた頃の話。
豪雨のあとでひどくぬかるんだ田舎道を歩いていました。
村の近くまで来ると、若くて美しい娘が立ち往生をしていました。
道を渡ろうとしているようですが、水たまりが深く、着ている着物が汚れそうでした。
担山はすぐに娘を抱き上げて水たまりを渡してあげました。

その横で、同行の禅僧は、眉をひそめてじっと見ていました。

女人禁制の修行の身。女を見ることはもちろん、抱きかかえるなどの行為は禁じられています。そのあと2人の僧は歩き続けました。

5時間ほどして、その夜の宿になる寺が見えてきたとき。

友人がとうとう黙っていられなくなって、担山に文句を言いました。

「あなたはどうしてあの娘を抱き上げて、道を渡してやったのか？　僧というものは、ああいうことをすべきではないと思うが」

と、彼が言うと、担山は笑って、こう答えました。

「きみはまだ、あの女を抱いているのかね？」

「私は、とっくに下ろして、あのとき限りだというのに」

有名な禅の話ですので、もしかしたらご存知かもしれません。

この友人の僧は、担山が若い娘を抱き上げたことがずっと気になっていたのですね。「禅僧たるもの、ああいうことをすべきではない！」と思い続けて、何時間も歩いている間に、思い出して考えていたのです。そのことを担山は、「(心の中で) あの女を抱いているのかね？」と笑ったのです。


私たちの苦悩の原因は、過去へのとらわれにあります。

「あのとき、あんなことを言われた」「こうあるべきなのに、そうならなかった」過去にたった一回言われたこと、されたことを脳内で何度も思い出して反芻《はんすう》し、苦しみを再生させているのです。

その場だけの怒りなら問題ありませんが、このようにぐるぐる考え続けることで、その怒りの炎がメラメラと燃え続け、「小さなイライラ」が「恨み」にレベルアップします。

反芻することで、小さな感情も雪だるま式に、どんどん大きくなっていくのです。

過去のネガティブな出来事を繰り返し思い出して悩み続ける考え方のことを「ぐるぐる思考（反芻思考）」と言います。

「ぐるぐる思考」にも2種類あります。未来に活かせる前向きなタイプと、自分や他人を責めるタイプです。後者のぐるぐる思考の場合、うつ病や不安障害などの原因にもなります。

この友人の禅僧のように、正しさや「べき思考」にとらわれてしまうと人や自分をジャッジし続けることになります。

「あれってどうなの？」

「僧侶なら普通は、あんなことしないよね」

「女性に触ってはいけない戒律があるから、そのシーンでは抱くべきではない！」

このような「べき思考」や「ぐるぐる思考」が強すぎると苦しくなります。

頭の中で人や状況を批判し続けて、終わったことをネチネチ考え続けると、どんどん心は疲弊していきます。元気や明るさを失っていき、やがて何もする気がしなくなり、何もできる気がしなくなり、何がしたいかわからなくなります。

ではどうしたら、この無意識のパターン、癖を変えることができるのでしょうか？

その答えがジャーナリングです。

自分の感情や考えを書き出すことで、自分の状態・感情、思考の癖を見える化すると、ネガティブなぐるぐる思考を抑制することができます。ネガティブになっているときに書くことを習慣にすると、リアルタイムで「べき思考」「思い出し怒り」「反芻」などとラベリングできるようになります。

ネガティブな自分を否定したり、無理にポジティブに持っていこうとする必要はありません。感情や思考を無視したり否定したりせず、また一体化したりもせず、適度な距離をとって、ありのまま見ることで自然と、そのパターンは減っていきます。

## 瞑想は「カルマの浄化」でもある

瞑想は「心の清浄道（カルマの浄化）」とも言われます。

苦しみの源となる思考癖をリアルタイムで目撃することで、そのネガティブな癖、パターン（業）が変わっていきます。

後悔して嫌な気分になっていることに気づけば、後悔の癖は減っていきます。

瞑想を実践していくと、

・終わったことは水に流し、とらわれのない自由で清らかな心
・変えられないことは受け入れて、「今」できることに集中する心

そういった心が養われていきます。そうして思考を川の流れる木の葉のように観られるようになると、過剰にストレスを感じるような受け止め方（自動思考）を採用しにくくなります。

例えば、既読スルーされたとき、瞬時に、「嫌われたかな?」「きっとあのことを怒っているに違いない。そういえば、あのときも……」と考えると不安になりますよね。そんなときは「~って思ったけど本当?」と、その不安のもととなる解釈を疑ってみましょう。

気づくことで「事実」と「解釈」を分けられるようになります。

事実は、「既読になって返信がないこと」だけ。

それ以外は、自分の解釈にすぎません。

なぜ返信がないかは、わからない。

相手の気持ちを直接確認したわけではない。

この解釈を採用すると苦しくなるから、考え続けるのをやめよう。

といった感じで、妄想によって不安や怒りが大きくなることを未然に防ぐことができるようになるのです。

事実と解釈を分けて、苦しくなる解釈にきづいたら「~って思ったけど本当?」と注意深くチェックしてみてください。

# 第5章

# 未来の行動を変える「書く瞑想」

## セルフコーチングとしての「書く瞑想」

ここまで紹介してきた書く瞑想、ジャーナリングワークでは主に問題や悩みを書き出してきましたが、本章では、より未来に焦点を当て、目標設定や実現のためのアクションプランを書き出していきます。

そういう意味では「セルフコーチングとしての書く瞑想」といえるでしょう。

この章こそが、とくに一般的な瞑想と違う部分になってきます。通常の瞑想では、「将来の理想」や「得たい結果」は考えません。通常の瞑想では、「することモード」から、「在ることモード」に切り替えることを練習していきます。

前章では、セルフカウンセリング的な書く瞑想を紹介しました。2つの目的の違いを説明すると、カウンセリングは不安や辛さといったマイナスの状態を扱うため、心の安定と問題解決が主な目的になります。

一方、コーチングは目標達成を目的として、理想や夢といったポジティブな状態を目指します。目標を達成していく場合には、現状を変化させるエネルギーが必要です。目標を考えるエネルギーが低下している場合は、目標や理想の状態を考えると苦しくなることがあります。

恐れや不安、劣等感を原動力にして頑張りすぎる人は無理をすると燃え尽きてしまうので、その場合は最終章で何もしないことを練習するとバランスがとれます。

## 現在と未来を整えるワーク

現状を変えたい人、さらに成長したい人には、この章で紹介するコーチング的なアプローチが合っているでしょう。自分のやりたいことや目標を明確にし、ポジティブなメンタルをつくっていきたい、そんな方におすすめのワークを紹介します。

ワクワクする未来を思い描いてモチベーションを高め、アクションプランを立てていきましょう。

では早速、おすすめの2つのジャーナリングワークを紹介します。

## 1分間ワーク　現在と未来が整うジャーナリング

### 「あなたがベストの状態とはどのようなものですか？」

ベストな自分を想像し、書いてみましょう。

あなたの理想の心の状態、身体の状態はどのようなものですか。

どんな自分でいたいですか。どんな性格で、どんな特徴があるのでしょうか。

自分のことをどう思っているでしょうか。

理想とする自分の将来像を明確にしていきましょう。仕事、趣味、人間関係、家族、お金、学び、環境など、細かく分けて書いてもかまいません。また、書くたびに内容や理想が変わったり、イラストにしてみたりするのもＯＫです。

そして、「ワーク2」として次の質問を投げかけてみてください。

**「理想の自分がタイムマシーンでやってきて、今の自分に一言言うとしたら?」**

これも1分間使って書き出してみましょう。

**ポイントは過去形にしてアドバイスする言葉で書くこと**です。

「これだけはやっておいたほうがいいよ」もしくは、「やめておいて良かったよ」と理想を叶えた将来の自分になったつもりで、今から身につけておいたほうがいい習慣を書いてみましょう。

将来の理想の自分が想像できない場合は、あなたが理想とする人、歴史上の人物など尊敬する人でもかまいません。

このワークをやると、やったほうがいい習慣(やめたほうがいい習慣)が見えてきたりします。さらに時間があれば一番大変だったこと、乗り越えた最大の障壁などを書き出していきましょう。

# やりたいことが見つかるジャーナリング

## ▼1分間ワーク　やりたいことが見つかるジャーナリング

あなたが本当にやりたいこと、求めていることはなんでしょうか？

この問いをして思いつくままに願いを書き出していくと、自分は何に興味があり、どんな体験をしたいのかが出てきます。これを書くと自分が何に楽しみや喜びを感じているのかが見えてきます。そして、その背後にある価値観も見えてきます。

自由に、正直に、自分の願いを思いつくままたくさん書き出していきましょう。ここでは質より量を意識して書いていきます。

**大事なのは、「できない」「無理」といった制限を外して書くことです。**

「こんなことできるわけがない！」「現実的ではない」といったことは考える必要はありません。あくまでこれは書く瞑想のワークです。

**制限をしたとたん、このワークは意味を持ちません。ここでは現実的にできるかどうかは考えないでください。**

仕事、お金、健康、人間関係、勉強、趣味などなど、取るに足らないことでもかまいません。あまり深く考えないで書いていきます。

最初はうまく書けないかもしれませんが、本音が出てくるまでリハビリのつもりで、毎日書いてみましょう。同じことを書いてもいいです。何度も書くことで洗練されていきます。

目標ややりたいことを書き出していくと、自然と「意識」するようになります。それが大事なのです。「意識」すると、必要な情報を脳が探し始めます。

意識しているもの、価値観が高いものほどそれに関係する情報が自分のところに舞い込んでくるようになるのです。なので、思いつくまま書き出してみましょう。

## 欲求を分類してみる

似ている欲求に丸をつけて、共通点を見つけていきます。

分類の参考までに有名な心理学者アブラハム・マズローが説いた「5段階の欲求」を紹介します。

- **生理的欲求：生命維持に関する欲求で、最も根源的な欲求**
- **安全の欲求：安全な環境を求めたり、身分を安定させたいと願う欲求**
- **所属と愛の欲求：他人とのつながりを求める欲求**
- **承認の欲求：他人から認められたい欲求や、自尊心を満たしたい欲求**
- **自己実現の欲求：自分らしさを追求したい欲求**

あなたが最も求めているもの、欠乏しているものはどの欲求でしょうか。

欲求を分類すると、「私は所属と愛の欲求を満たしたいんだな」「仕事で結果を出して認められたいのだな」など、自分が満たすべき欲求を自覚することができます。すると、その欲求を満たすための具体的なプランが立てやすくなります。

## 思いつかないときにやるべきリストアップ

もしも思いつかない、やりたいことがわからないときは、次の問いについて考えてみてください。

▼**質問1「今まで興味を持ったこと、今少しでも興味を感じていることは?」**

今感じている興味を書き出します。

▼**質問2「過去に夢中になったこと、子どもの頃やってみたかったことは?」**

興奮やワクワクした瞬間、褒められたこと結果を出したことがあればそれも書きます。自分の持っているスキルや強み、好きなことをリストアップしましょう。

**質問3「制約がないとしたら、理想の一日はどのように過ごしますか?」**

「もしも10億円あったら何をしたい?」「もしも失敗がないとしたら、何にチャレンジする?」といった自分自身に質問を投げかけ、理想の一日を書き出します。

**質問4「尊敬する人や憧れの人物はどう行動し、どんな価値観を持っていますか?」**

あなたの理想の人物がどのような活動をしているのか、どんな価値観を持っているのかを書き出します。

**質問5「やりたくないことをひっくり返してみませんか?」**

やりたくないこと、避けたいことをリストアップし、これを反転させることでやりたいことのヒントが見えてくることがあります。

いかがでしょうか。違和感があるとき、やりたいことがわからないときは、自己探求を深める絶好の機会でもあります。

大事なのは「心の底から求めていることか？」を理解することです。書き出したものを眺めながら、願望の深さ、動機づけのレベルをチェックしていきましょう。

「〜しなければならない」（＝have to）だと頑張らないといけませんが、「〜したい」（＝want to）であれば、頑張らなくても自然とやっています。

自分が心の底から求めていることがわかると、動き出さずにはいられなくなります。内側から湧いてくる最も深い願望とつながることで、意思と決意が生まれ、習慣が変わり、人生が変わり始めます。

あなたが最も夢中になれることはなんでしょうか。

良ければ一度書き出してみてください。そして、書き出したリストをイメージして、将来それが実現しているところを想像してみましょう。

その際、ただ想像するだけではなく、それを達成したことでどんな気分になったのか、周りの人はどのように祝福してくれたのか、といったような細かいところまで思い浮かべてみましょう。

# 未来を変えていく「書く瞑想」

自分の内側や過去にあった出来事、現在の思考パターンだけでなく、未来にもフォーカスを当てていきましょう。

非常にコーチング的ですが、シンプルながらとても効果のあるジャーナリングです。

自分が将来達成したい目標やビジョンをステップ・バイ・ステップで、書いていくワークです。

## 目標を達成するためのジャーナリングワーク

**ステップ1　達成したい目標はなんだろう？**

**ステップ2　目標達成に向けた障壁、課題はなんだろう？**

### ステップ③ 目標を達成するためにやるべきことは？

#### ▼ステップ① 達成したい目標はなんだろう？

達成したい具体的な目標を書き出します。この目標は、具体的に書いてください。

#### ▼ステップ② 目標達成に向けた障壁、課題はなんだろう？

目標達成に向けた障壁や課題を書き出します。ここはとても重要です。ここは多少、現実的・悲観的に考えます。将来ぶつかる障壁をあらかじめ想定しておきます。そして、そうなったときにその壁を乗り越えるための方法をあらかじめ考えます。

#### ▼ステップ③ 目標を達成するためにやるべきことは？

目標を達成するためにやるべきことを書き出します。書き出したら、手順を決めて計画します。「最初の一歩は何か？」「毎日やるべき習慣、行動は何か？」と深掘りして整理していきます。

目標を達成するためのステップやアクションプランを明確にしたら、あとは行動するだけ。行動してみて気づいたこと、達成したことを記録し、必要に応じてプランを調整していきましょう。

## 未来の選択肢を増やすイメージトレーニング

プランを考える上で大切なのは、悲観と楽観のバランスです。

京セラやＫＤＤＩを創業し、ＪＡＬを再建した稲盛和夫さんの言葉を紹介します。

『新しいことを成し遂げるには、まず「こうありたい」という夢と希望を持って、超楽観的に目標を設定することが何よりも大切です。天は私たちに無限の可能性を与えているということを信じ、「必ずできる」と自らに言い聞かせ、自らを奮い立たせるのです。しかし、計画の段階では、「なんとしてもやり遂げなければならない」という強い意志を持って悲観的に構想を見つめ直し、起こりうるすべての問題を想定して対応策を慎重に考え尽くさなければなりません。そうして実行段階においては、「必ずできる」という自信を持って、楽観的に明るく堂々と実行していくのです』

最初は、楽観的に妄想し、行動することも大切ですが、「目標は簡単に達成できる」と甘く考えると、油断して努力や準備を怠ってしまい失敗しやすくなります。「成功は甘くない。最善の努力をしなければならない」と考え、「もしもこうなったらどうしよう」「また~が起こったらどう対応しよう」と悲観的に想像することも大切です。

なぜなら、そのように考えることで、課題や問題を予測し必要な準備と努力ができるので成功する確率が高まるからです。うまくいかないこと、障害になることも想定して、「計画」しましょう。

・もし予定がうまくいかなかったら、「プランA」にする。
・もし「プランA」がうまくいかなかったら、「プランB」にする。
・もし「プランB」がうまくいかなかったら、「プランC」にする。

このように全体としてのプランはもちろん、目標に向かう際の様々な障害を予測し、対策を決めておくと、よりスムーズに行動でき、うまくいかなかったときにもうまく対処できるようになります。

# 不安を整理し行動を改善するジャーナリング

## 不安をリストアップするだけでストレスが消える理由

適度な不安やストレスによって人は成長します。

ぬるま湯に浸かって居心地のいい場所に居続けても人間は成長できません。安心感があり居心地が良いと感じる心理領域をコンフォートゾーンと言います。

成長するためには、コンフォートゾーンから出て、ちょっと怖いこと、不安やストレスを感じることにチャレンジすることが大切です。

ただし過剰な不安やストレスは、やはり苦しい。許容範囲を超えたストレス、限界を超えた負荷は、挫折や病気を引き起こし潰れてしまう可能性があります。

何か良くない出来事があって、「また同じことが起こるのではないか」と考え、不安に圧倒されてしまうと、身体は緊張し、動悸が激しくなり、息苦しくなってきます。このような過剰な不安（予期不安）は、パニック発作の原因にもなります。

そんなときは、深呼吸をして安心できる対象（人・モノ・場所・記憶）に意識を向けましょう。そして、具体的に不安を感じているのか、「就職活動の結果が不安」「健康面で将来が心配」などすべてリストアップしていきましょう。

不安に感じていることを思いつくままに書くだけで、ストレスに反応するホルモン・コルチゾールが減少します。

ある研究では、文章を通して感情を表現すると、不安とうつ症状の大幅な減少が見られたそうです。また別の研究でも、感情豊かな文章は、一般的な不安障害症状の有意な減少と関連していることがわかったそうです。

また、シカゴ大学の研究では、試験の10分前に不安や心配事を書き出すことで、不安が減少し、試験結果も向上したそうです。

## 不安を緩めるシミュレーション技法「シナリオ法」

不安に感じていることを思いつくままに書くだけでも落ち着いてきますが、それでもネガティブな妄想が止まらない方は、「シナリオ法」がおすすめです。

認知行動療法には、あえて超ネガティブな妄想と超ポジティブな妄想をすることで心をストレッチし、不安や心配といった感情を緩める方法があります。

ぜひやってみてください。

まずは、以下の3つを書き出してみましょう。

**1　最悪の場合、どんなことになる可能性があるか？**

（実際には起こりえないくらいの超最悪のシナリオを描く）

**2　最善の場合、どんな素晴らしいことになる可能性があるか？**

（実際には起こりえないくらいの最善のシナリオを描く）

## 3 現実的には、どんなことになりそうか？

（最もありそうな、現実的なシナリオを描く）

わざわざ悪いことを想像するなんて、と意外に思う方もいるかもしれません。ネガティブに考えてしまうときは、あえて押してダメなときは、あえて引いてみる。ネガティブに考えてしまうときは、あえて最悪のケースを想定してみるのです。

あなたの心の中で一番恐れている最悪のシナリオはなんでしょう？

もしもそうなったら、どれくらい困った状況になるのかを想像してみましょう。

一番恐れている最悪のシナリオと向き合うことで、「最悪の事態になっても、死ぬわけではない」「最悪の場合、また一から始めればいい。自分には家族がいる」といったような腹の据わった心境になることもあります。

そして対局にある最高の未来も妄想します。

もしもうまくいけばどのような可能性があるのでしょうか。想像力を働かせて実際には起こりえないくらいの、笑いが出てしまうほどの最高のストーリーを考えてみましょう。

最悪と最善のシナリオを紙に書き出すことで、ほどほどの現実的なシナリオが見えてきます。書き出すことで、そのシナリオが現実になった場合の対処法や解決策も見えてきます。

# 自信を高めるジャーナリングワーク

ここでは自信を高めるジャーナリングワークを紹介します。

自信がないのは失敗が多く目についているだけかもしれません。もしもダメ出しする声に気づいたら、まずその声に気づき反論するようにしましょう。

そして、できていないことにフォーカスしがちな方は、できたことにフォーカスしてバランスをとりましょう。

**1 「小さな成功体験」に注意を向ける**
**2 うまくいったことを書く**
**3 その理由を書き出してみる**

これを続けるだけで自信と幸福感が高まります。

こんな研究があります。参加者にその日うまくいったこと3つとその理由を、1週間毎日書き出してもらいました。

すると、それらを書き出さなかったグループに比べて、その後6ヶ月間幸福感が高まり、ストレスレベルも心身の不調も改善したそうです。

「うまくいったこと」とその理由を毎日書くだけでいいのです。


もしも、小さな成功体験なんて思いつかないと思ったら、その日うまくいったちょっとしたことを書くなど、書くことのハードルを下げていいので、書いてみましょう。

例えば、「本を読んだ」「散歩できた」「間食を我慢できた」「仕事のプレゼンの準備をした」「本を購入した」「いつもより早起きした」「先輩から注意をされても落ち込まず気持ちを素早く切り替えることができた」など。

一見当たり前に思えることでかまいません。やったこと、できたことを箇条書きで書いていきましょう。他者から受け取った感謝の言葉や褒められたことなどもあれば、併せて書き出すのもおすすめです。

## 小さな成功体験をリスト化していこう

ノートを使うメソッドがいいのは、書き出し、ストックしていけることです。

自信をつけるための成功体験、または前章で紹介した「感謝の書く瞑想」は、通常のノートとは別にそれぞれ専用のノートをつくってもいいくらいです。

意識して探してみると、ささやかな成功体験や、自分の成長を感じられるようなことが毎日いくつか見つかるはずです。良かったこと、できたこと、成長した自分を探していくと、心にはプラスのエネルギーが増えていきます。

感謝ノートや成功体験のノートを日々つけていくことで、どんどん自己効力感が高まります。

自己効力感とは、「自分ならできる」という「自信」や「確信」のことです。

難しい課題、困難な事柄を乗り越えて成功すると、「自分はできる」という自信を高めることができます。しかし、最初から大きな目標を立てて失敗したり続かなかったりすると、自己効力感が下がってしまいます。

だから自己効力感を高めるには、小さな習慣と小さな成功体験を積み重ねることが大切です。小さな「できた」という感覚を大切にしながら、徐々に目標を大きくしていって、自己効力感を育てていきましょう。

そして、落ち込んだときや何かがあったときには、その記録を振り返っていきましょう。私はちゃんと前に進んでいる。だから心配しなくても大丈夫と自分を勇気づけるきっかけにもなります。

小さな成功体験を積み重ねることで自己効力感が高まり、やがてそれが大きな成功体験につながります。

いかがでしたでしょうか。

ここまで書く瞑想、ジャーナリングを基本から応用まで様々紹介してきました。

最後となる次の章では、「瞑想的な習慣」をご紹介していきます。基本的に書き出したり座って瞑想したりするものではありませんが、日常に取り入れることで、心を整え、楽に生きられるようになります。ある意味「瞑想しないで『瞑想する習慣』」と呼べるような内容です。

実践しやすいものばかりですので、ぜひ日常に取り入れてみてください。

# 第6章

# 瞑想しない「瞑想習慣」

# 執着しているものを手放す習慣

あなたがずっと背負っているもの、両手で抱え込んでいるもの、執着しているものはありませんか？

執着とは、とらわれることであり、こだわること。例えば、元彼や自分の子ども、お金・財産、地位や名誉、捨てられないものなど。

中には背負わされたもの、自分で無意識に持ってしまったもの、なぜか自分の人生に必要だと思い込んでしまったもの……様々あるかと思います。

ただ、実はほとんどの人がそれに気づくことができていません。

気づくことができれば、手放すか、そのまま持ち続けるのかを選択することができます。

執着を手放すことは、自分の心を解放することであり、本来の自分に帰ることです。自分自身の心の平穏や成長のために不必要なものや感情、考えは解き放っていきましょう。

苦労して手に入れたものやお金は、死後何ひとつ持っていくことはできません。執着している状態とは、本来の自分ではないものと同一化している状態です。実際は手放してもどうにかなるものを絶対に必要なものだと錯覚し、執着(＝同一化)しすぎると「それがなくては生きていけない」といった依存状態になります。そうなると、気づいてもなかなか手放せない、わかっちゃいるけどやめられない状態になります。

## 「考えないようにしよう」ではうまくいかない

しかしながら、執着しているものを手放すことは難しい。「執着を手放さなければ…」と、執着を手放すことに執着してしまっては本末転倒です。

そんな時は、次の二つの方法を試してみてください。

## 1　対象を置き換える

「考えないようにしよう」とするのではなく、違う対象（呼吸など）に意識を向けるようにしましょう。また、もしも苦しくなる対象（人やモノ、行為や結果、過去、理想）に執着していたら、苦しくない対象に置き換えていきましょう。自分の心が安定したり成長につながる対象や比較的苦しみの少ない対象に意識を向けてみるのです。

## 2　全力を尽くしたら天にお任せする

「陰極まれば陽に転じ、陽極まれば陰に転ず」という言葉があります。これは、どんなことも「行き過ぎれば逆に転じる」と言う意味です。引いてダメなら、押してみる。あえへ逆をやってみると手放しやすくなります。

ベストを尽くしてうまくいけば成功体験になりますし、ベストを尽くしてもダメだったら潔く諦めることができます。できることを全力でやり切ったら、どんな結果になろうと、ここまでやったのだからまぁいいかと、運命を天にお任せすること境地になります。

すべては陰と陽の循環です。昼間と夜、交感神経と副交感神経、吸息と呼息のように、2極を行ったりきたりしながらバランスが取れるのです。どちらか一方だけだとエネルギーが循環せず苦しくなります。ですから、大切なのは循環させること。手放すことで新しい流れがやってきます。


最もわかりやすいのが「呼吸」です。

よければ、呼吸を吐き切ることを意識してみてください。たくさん吸おうとする必要はありません。呼吸という字も、吐く息が先にきているとおり、吐く息をしっかり吐き切ると、吸う息は自然とやってきます。

これと同じで、今の自分に必要でなくなったものを手放すと、身体と心、空間にスペースが生まれます。そこに新たな必要なもの、もっと大切なものが流れこんでくるのです。

執着を手放して「それが得られても、得られなくても、どっちでもいい」と思えた瞬間に、不思議とずっとほしかったもの、もっといいものが向こうからやってきたり、新しい出会いやご縁が舞い込んできたりします。

だから、恐れる必要はありません。

吐く息とともに後悔、不安、怒りを手放していきましょう。

## 手放すための書く瞑想ワーク

**1　あなたが執着しているものはなんですか?**

**2　なぜ執着するのでしょう?**

ここはノートではなく用紙に書き出しましょう。

書き出したら、それを丸めてゴミ箱に捨てるのです。安全な環境や灰皿の上などであれば、書いたものを燃やしてしまってもいいでしょう。ただし、火事の原因にならないように火の元には気をつけてくださいね。

# 他人に期待をしない習慣

「変えられるもの」と「変えられないもの」の境界線を見極めることで、不要なストレス、イライラを手放すことができるようになります。

私は、日常生活で不快な感情に気づいたら、次のように問いかけています。

「これは自分が変えられるものか？　自分の意思では変えられないものか？」

こう問いかけるだけで、どうしようもないことで悩むことが減ります。

例えば、渋滞や景気、天気などは、自分の意思ではどうにもなりません。

以前の私は短気なところがあり、行列や信号待ちになったときにも、かすかにイラッとしていました。

マインドフルネスに出会い、ジャーナリングをするようになってから、自分が変えられない事柄に対してイライラしていることに気づくたび、そんな自分の心と呼吸を客観的に観察するように意識したことで、以前の自分と比較したら、日常生活の小さなイライラがかなり減っていきました。

それと、すでに起こったこと、やってしまったことを後悔していたら、その思いや考えも手放すように意識して、「今できること」と「これからどうなったらいいか？」に意識を向けるようにしています。

一番難しいのが、配偶者や子どもなどの身近な他者。

「他人のことは変えることはできない」と、頭で理解していても、自分の身近な家族に対しては甘えがあるので、相手を変えようとしてしまうときがあります。もちろん仕事や子育てをする上では、まったくコントロールしないなんて難しいと思います。しつけや教育をする上で、より良い方向へ導いてあげることも時には大切なこと。

ですから私は、人間関係においては、自分自身が苦しくなっていたら、執着（コントロール願望）を手放すようにしています。

相手に対する期待を手放して、相手を変えようとするのをやめると、自分の心が楽になり、苦しみから解放されます。

例えば、お子さんの不登校で悩む親御さんの場合。

「早く学校に行ってほしい！」「子どもは学校に行くべきだ!!」と願えば願うほど、「なかなか学校に行ってくれない!!（こんなの受け入れられない!!）」という苦しみが生じます。もしも苦しみを手放したければ、相手を自分の思い通りに変えようとするのを、一度やめてみると楽になるかもしれません。

執着を手放すには気づくこと。

「ああ、私は、子どもを自分の思い通りにコントロールしようとしている。でも、それが思い通りにならないからイライラし、無力感を感じているんだなぁ」

このように自覚するだけで、相手に対する無意識の期待を手放しやすくなります。

## 苦しみを3つに分ける

**1 「問題」は、外側で起こっている**
**2 「苦痛」は、身体で起こっている**
**3 「苦悩」は、心がつくり出している**

「問題」や「苦痛」は自分で変えることができなくても「苦悩」は、自分の心がつくり出しているので気づくことで和らげることができます。

もっと詳しくいえば、心の反応が「苦悩」をつくり出しています。

「苦悩」の原因である心の反応を3種類に分けると、「執着」「嫌悪」「妄想」です。

仏教では、これを「心の三毒（根本煩悩）」と言います。

自分の悩みを書き出して、3種類に分類してもいいでしょう。例えば、次のように。

・子どもを自分の思い通りにしようとして苦しくなっている↓「執着」

・思い通りにならない状況、「問題」や「痛み」を嫌って苦しくなっている→「嫌悪」
・この悪い状況が、これからもずっと続くように妄想して苦しくなっている→「妄想」

「こうあってほしい!!　こんなの嫌だ!!」といったような心の無駄な反応（エネルギー漏れ）に気づくだけで、心がつくり出すストレスや苦悩が軽減されていきます。


2020年に南インドの聖地アルナーチャラ山を巡礼したときに現地のガイドから聞いた聖者ラマナ・マハルシの話が印象的でした。

ラマナ・マハルシは晩年、病気が身体を蝕み、腫瘍が筋肉の深部に広がっていたそうですが、そのことについて一切悩んでおらず、心は安らいでいたそうです。

もちろん、このような一切の「苦悩」から解放された悟りの境地は難しいかもしれませんが、外側の「問題」や身体の「苦痛」を受け入れて苦しくなる心の反応（執着、嫌悪、妄想）を手放して、心を落ち着けることはできると思います。

「雲」と「雲」の間から光が差し込むように、今に在ることで「苦悩」の隙間から溢れる安らぎを感じることができるはずです。

## 「何もしない時間」を大切にする習慣

瞑想とはある意味「何もしないこと」です。

いってしまえば「今、この瞬間」を見ているだけ。「今、存在していること」をただ感じている状態だといえます。

瞑想で、「何もしない」といった場合、行為や思考も含まれます。

「何もしないこと」を、別の言葉に置き換えると、

**・今ここに在る（どこも目指していない）**
**・現状を受け入れている**
**・自分自身を裁かない**
**・あるがままの自分にくつろぐ**

と言い換えられるかもしれません。意図的に考えない時間をつくることで、心にスペースが生まれます。しかし、これが難しい。

江戸時代には、ひと仕事が終わったら何もしない時間が多分にあったそうです。ぼーっとしている時間こそ、次に働くエネルギーを蓄える大事なあり方だったのではないでしょうか。

現代では情報に溢れ、時間に追われながらずっと生きることがデフォルトになっています。

だから、「何かする」以上に「何もしない」ということが難しい。

こんなことやってなんの意味があるの？　と思われるかもしれません。

でも、この一見「何もしないこと」が、心にエネルギーを溜めていきます。「何もしない時間」を持つことで、人生をよりパワフルに生きることができるのです。

例えば、休日や祝日で休むべき時間のはずなのに、不安なことや仕事のことを考えていたり、なんなら休日もついメールや事務作業をこなしたりする人さえ少なくないでしょう。

また、現代は、インターネットやスマホが当たり前になったことによって、情報がまるで洪水のように押し寄せてきています。

電車に乗れば、いろんな広告が目に入りますし、周りを見渡すと、みんなスマホや携帯を眺めています。ＳＮＳを開けば、周りの人の状況、世の中で何が話題になっているか、どんなニュースが流れているか、知りたくもないのに情報が入ってきますよね。

スマホを見ていれば、何もしていないということが悪いことのような気がしてくる人もいるでしょう。ぼーっとしていると時間が無駄になっている感覚を覚えるなんて方もいるでしょう。

## 「何もしない」が難しい理由

「瞑想なんて時間の無駄だ」「何もしないことは悪いことだ」と退屈に感じてしまうこともあるかもしれません。

では、なぜ退屈に感じてしまうのでしょう？

何もしないでいられないのでしょう？

それは現代人が何もしないで落ち着くことが難しくなっているからであり、「ネガティブケイパビリティ」が低くなってきているからです。

心理学では、何もしないでいられる能力、曖昧なもの、不快なものに耐える力のことを「ネガティブケイパビリティ」と言います。

「ネガティブケイパビリティ」がないから、部屋で静かにとどまることができない。休日や仕事後に何も予定がないと不安になったり、孤独感を覚えたりするのです。

哲学者のブレイズ・パスカルは言いました。

〝人間の不幸は、すべてひとりで部屋の中でじっとしていられないことに由来する〟

本当にそうだと思います。

何もしないでひとりで部屋の中で静かにしていて喜びを感じることができればいいのですが、何もしないことに耐えられないから、何かをするのです。

気晴らしをする。予定を入れる。退屈に耐えられないから、つい手元にあるスマートフォンでSNSをチェックしたり、ダラダラとYouTubeで動画を見てしまったりする。

つまり、その落ち着かない感じ、不快な思考や感情を避けるために何かをして紛らわしたり、誤魔化したりしているのかもしれません。

何もしない時間は、自分自身と向き合うことになります。

瞑想は「ネガティブケイパビリティ」を養い、自分自身と向き合う練習です。

以前、私は10日間の瞑想合宿に何度か参加したのですが、一日中身体を観察していくと、様々な感情や記憶が湧いてくることに気づきます。

最初のほうは、不快感やネガティブな感情も湧いてくるので、すぐに動きたくなります。何もしないでじっと座っていることは苦痛なのです。動きたい、何かで誤魔化したいという衝動が湧いてきます。

そんな不快な感覚や感情、衝動もあるがままに受け入れていくと、徐々に心が落ち着いて、何もしていないのに静かな喜びを感じるようになります。苦悩やネガティブな感情も大切に味わうようにすると、心が安定し内側にある幸せや微細な感覚に気づけるようになるのです。

何も瞑想合宿に参加して10時間瞑想をしましょうと言いたいわけではありません。

心に余白をつくること、何もしないで自分と向き合う時間を持つことは、無意味で、無価値なものなのではなく、魂に精神的な栄養を与える時間になるのです。

## 怠ける日を決める

マインドフルネス指導者として世界的に有名なベトナム出身の禅僧ティク・ナット・ハンの教えに「Lazy Day（怠ける日）」というものがあります。

「Lazy Day」とは、週に一度、何もしない日を持つことを意味します。丸一日を休息のために使うという考え方。何もスケジュールを入れず、自由気まま、思い思いに一日を過ごします。

皆、休みの日だから予定を入れようと考えます。

そうではなく**「休む日」と予定が決まっているから予定を入れてはダメ**なのです。

休みの日、怠ける日をつくりましょう。

この日は、仕事や日常の忙しさから距離を置いて、積極的に休息をとることが推奨されます。「Lazy Day」は、単に何もしないだけでなく、心と身体の休息を意識的にとる時間としての意味も持っています。

「Lazy Day」では、物理的な活動を避けるだけでなく、精神的な活動も避ける。つまり、心の休息も意識的にとることが推奨されます。

また心身の休息とセルフケア、積極的にリラクゼーションやストレッチ、瞑想などを実践し、可能であれば、自然の中での散歩や、瞑想を行うことも推奨されます。

忙しい日常から一時的に距離を置くことで、自分自身の感情や考え、生き方について深く反省することができます。書く瞑想と合わせて行ってもいいでしょう。

現代の忙しい生活の中で、心と身体のバランスを取り戻し、真の休息とリフレッシュを実現するため、ぜひ「Lazy Day(怠ける日)」を取り入れてみてください。

## 「呼吸を意識する」という習慣

最近疲れやすくなった、眠れない、ダルい、イライラが止まらない。

朝、めまいがして起き上がれず、家を出ても頭痛や腹痛で動けなくなる。

そうした不調には「自律神経」が乱れているからかもしれません。

人の内臓の働きや代謝、体温などをコントロールしているのが自律神経。自律神経には「交感神経」と「副交感神経」の2種類があります。

例えるならアクセルとブレーキ。起きて活動しているときに活性化するアクセルの「交感神経」と、寝ている間やリラックスタイムに活性化するブレーキの「副交感神経」があります。

交感神経が強く働くと、血管が収縮して血圧が上がり、心と身体が活動的な状態になり、副交感神経が活発になると、血管が緩んで血圧が下がり、心身が休息状態になります。この正反対の性格を持つ2つのバランスが整ったとき、私たちの心は一番健康でいられます。

しかし、この2つのバランスが乱れると、不調の原因となります。

なんとなく心身の不調を感じている人は自律神経を整えましょう。

## 1：2の呼吸法

おすすめなのが、吸う息の倍の長さで吐く「ゆっくり吐く呼吸法」です。

なぜゆっくり吐くことが大事なのか？

それは呼吸と心、自律神経はつながっているので、意識的にゆっくり吐くことで副交感神経優位になるからです。

吐く息は、副交感神経とつながっています。現代人はどちらかというと交感神経が強く働きすぎてバランスを崩していることが多いので、副交感神経が優位になるように吐く息を長くすることがポイントです。

「1：2」の比率で吐く息を長く引き延ばしていきましょう。

ゆっくり吸ってみてください。何秒くらいで吸っていますか？

**もしも、4秒で吸っているなら、8秒かけてゆっくり吐いていきます。**

4秒で吸って、8秒で吐く。

これを頭の中で数えてみるのもおすすめです。

息を吸って2、3、4。吐いて2、3、4、5、6、7、8。

8までやると苦しい場合は、比率を変えてもかまいません。吐く息をほんの少しだけ長くしていくと、身体の力が抜けて、リラックスしやすくなります。

この呼吸法にイメージを加えてもかまいません。息を吸いながら、新鮮な酸素、生命力を内側に取り入れ、ゆっくりと息を吐きながら、不安や緊張、握りしめているものを手放していきましょう。

息を吸うたびに新しいエネルギーが体の奥に流れ込み、身体全体も満たしていくのを感じます。

息を吐くたびに、肩や背中、首の後ろ、頭の力も抜けてリラックスしていくのを感じるでしょう。呼吸するごとに身体と心が満たされ、リラックスしていく。そんなイメージ、今この瞬間の呼吸を味わっていきます。

身体と心が落ち着いてきたら、カウントするのをやめて、ただ流れていく呼吸を眺めていきましょう。

まずは5回やってみてください。慣れてきたら10回ほど行っていきましょう。

リラックスしたいとき、心を落ち着けたいときに、毎日行うことで、自律神経が整い、心が落ち着いていきます。

## ベッドの中で「ボディスキャン」をする習慣

私たちの脳は何もしていない状態のときも、情報処理を行っています。

そのため夜寝る前などは、一日に起きた出来事を反芻《はんすう》したり、大切な情報を整理したり、翌日のタスクに向けての準備をしているのです。

とくに夜は脳や身体が疲れているので思考がネガティブに偏りがちです。

私たちの脳には「ネガティビティ・バイアス」があるので、何か気がかりなことがあった場合などは、不愉快な出来事や失敗した体験を思い出し、考えてしまいます。

思考と感情は密接につながっているので、無意識に考えることで、「不安・恐怖」を再体験してしまいます。不安や恐怖は交感神経を刺激します。呼吸が浅くなり、身体が緊張し、脳が覚醒してしまい眠れなくなります。

すでに過ぎてしまったことを振り返って後悔したり、これから起こるかもわからない出来事を想像して不安になったり、心がここではないどこかへウロウロして、なんか落ち着かない……そんな「心の癖」を改善する方法として最適なのがマインドフルネスです。

なんとなく無意識に気になることを考え続けてしまう脳を休息させて、心と身体を休ませてあげましょう。頭のスイッチをオフにして身体と呼吸を感じると、心が落ち着き、リラックスしていきます。

## ボディスキャンを実践する3ステップ

### ▼ステップ1 姿勢を整える

夜寝る前の瞑想は、電気を暗くして、ベッドに横になって行いましょう。あなたが最も安心してリラックスできる空間と姿勢で行ってください。お風呂に入ったり、マッサージやヨガで身体を緩めたりしてから行うと一層効果的です。

顔回りの筋肉、眉間、奥歯の噛み締め、肩回りの不要な緊張に気づいたらゆっくりと息を吐きながら手放していきましょう。

緊張を緩めるために、あえて筋肉を緊張させてもいいでしょう。筋弛緩法といいます。よければ肩の筋肉を緊張させてみてください。息を吸いながら、両肩と耳を近づけていきましょう。

両肩にぐっと力を入れて、「はぁ〜〜〜〜〜」と、ゆっくりと息を吐きながら、肩の力を抜いていきます。

どうでしょう？　肩の力は抜けてきたと思います。

次は全身です。息を吸いながら、全身にぐっと力を入れます。

握りこぶしをつくって、全身が震えるくらい、緊張させていきます。

そして、ゆっくり、「はぁ〜〜〜〜〜〜」と、と息を吐きながら、力を抜いていきます。違和感があれば、軽く揺すってその余韻を味わうようにします。

ほかにも緊張しているところがあれば自由に動かしましょう。

そして、身体の心地のいい重さを感じ、布団やベッドと触れ合っているところを感じましょう。両手と両足、だんだんと重くなって地面に安定していきます。

頭で考えるのではなく、呼吸と身体で感覚を感じとっていきます。

### ▼ステップ2 呼吸に意識を向ける

最初に、先ほど紹介した呼吸法を5呼吸ほど行ってからでもかまいません。

吐く息を吸う息の倍ぐらい時間をかけてゆっくり吐き出していくと心が落ち着いてきます。心が落ち着いてきたら、呼吸の感覚に意識を向けてみましょう。

吸う息で、胸やお腹が膨らみ、吐く呼吸で胸やお腹が萎んでいくことに気づくかと思います。全身をリラックスさせて、呼吸を感じていきましょう。

もし、何か別の物事が浮かんできたら、そのことに気づいて、そこからそっと離れて、呼吸に意識を戻していきます。

感じていることや考えたことに対して、良い悪いという判断をせずに、今、自分がどんな呼吸をしているのかを身体で直接味わっていきましょう。

息を吸うときは全身が膨らみ、息を吐くときは全身が縮み身体の背面が床に沈み込んでいるのを感じとります。

### ステップ3 身体の感覚を感じる

仰向けに寝た状態で、身体をスキャンするように観察していきます。足裏、足首、ふくらはぎ、太もも、と下半身から身体のパーツ一つひとつを丁寧に観察していきます。

観察して気づいてあげるだけで自然と身体の力が抜けていきます。身体の緊張に気づいて、ゆっくりと息を吐きながら余分な力を抜いていきましょう。頑張ってリラックスしようとする必要はありません。力が抜けないところがあれば、ただそのことに気づいてください。

全身を観察し終わったら、身体全体を感じます。皮膚の表面の感覚、内側の感覚、足先から頭のてっぺんまで全身を感じながら息を吸って、全身を感じながら息を吐き、身体と呼吸が同調している感覚を感じます。

## 仰向けでのボディスキャン

ステップ①姿勢を整える
ステップ②呼吸に意識を向ける
ステップ③身体の感覚を感じる

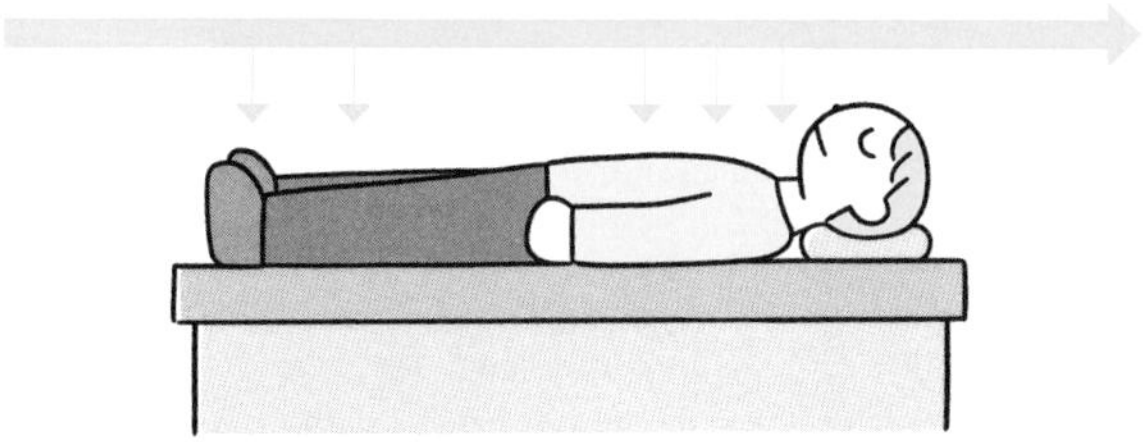

**全身の各部位の感覚、内側、表面などをスキャンするイメージで感じてみよう**

今、自分の身体が何を感じているのか、身体がどのような状態なのかを見つめて理解できると、徐々に心が落ち着いてきて安らぎを感じます。

もしも自分の肉体に欠陥があるように感じていたら、思いやりと感謝を伝えてみてください。

24時間365日、生まれてから死ぬまで休まず働き続けてくれている身体の各部位に「ありがとう」と感謝を伝えていきましょう。

# おわりに

この本を読んで、何を感じていますか？

とくに印象的だった言葉は何で、これだけは実践しようと思ったことは何ですか？


本書の目的は、自分自身がなんとなく感じていることを言語化していただくことにあります。苦しい時には、カウンセラーのように自分自身に寄り添い、目標や夢を叶えたいときには、コーチのように自分自身を勇気づけ、応援できるようになる。

落ち込んだとき、モチベーションを高めたいとき、幸せに気づいて感謝したいときなど、人生の節目節目にこの本を手に取り、自分自身と向き合いたくなる。

そんな本にしたいと思って本書を書きました。

読むタイミングによって、あなたに必要なワークや響く言葉は変わってくると思います。ぜひ繰り返し読んで実践して行ってくださいね。

今回、なぜ私がこの本を書いたのかというと、私自身、40代になって離婚や引っ越し、環境の変化が大きく変わって苦しかった時期に、最も効果があったのがジャーナリングだったからです。

セルフコンパッションや認知行動療法など、さまざまな書くタイプのワークを試し、その期間だけでも50万字以上は書いたと思います。自分自身で実験して、とくに効果のあったものをシーン別に誰でもできる形にまとめたのが本書です。

今ではノートに様々な想いを書き綴ったおかげで、自分の思い込みや癖にも気づくことができ、自分自身を癒やして受容できるようになったので、以前よりもメンタルが安定し、幸福感を感じられるようになりました。

もしも、その経験がなければ、きっと本書は生まれていません。

苦悩から得られた恩恵は計り知れないなと改めて感じています。

そのような自分自身の体験から、人生で起こることはすべて必要であり必然、最善のことだと考えられるようになりました。

そのときは最悪と思える出来事であったとしても、実はたくさんの恩恵を与えてくれているギフトなのだと確信するようになりました。

「自分自身が感じていることを言語化する習慣」は、あなたの自己認識と自己受容を深めて、自己実現力を高めることに直結します。

本を読んだら終わりでなく、これからも短くてもいいので、ぜひ継続していってくださいね。


もしかしたら、すでに書くことを習慣にしている人からすると、「1分では短すぎる」「1分では書けない」と思われるかもしれません。

先にも書いた通り、もっと書きたい人は1分以上書いていただいてかまいません。


ただ、ストレスが重なり、気力、体力が低下しているときに自分自身と向き合うのはしんどいものです。誰しも人生のどこかで喪失体験を経験します。

心身の不調を感じ、気持ちが落ち込んでいる時期に瞑想すると、ネガティブなことを繰り返し考えしまったり、余計に不安が強くなったりすることもあります。

そんなときにでも、1分間、時間をとって書くことなら誰でもできるはずです。落ち込んでいる人、時間がない人、瞑想が苦手な人にも、マインドフルネスを実践してほしい。今を幸せに生きる力をすべての人に届けたい。

本書のコンセプトは、そのような想いから生まれました。

大切なのは、内側に注意を向けて自分の心と向き合う時間を持つことです。

インターネットが普及した現代では、本や映画の感想や商品のレビューは、外側を検索すると出てきます。しかし、あなたが感じていることや、あなたが本当はどうしたいのかは外側を検索しても出てきません。

あなたを幸せにするのは、外側のモノや状況ではありません。

本当の幸せは、あなたの内側にすでにあります。

自分自身を癒やす力も、望む人生を実現する力もあなたの中にあるのです。

あなたの内なる可能性の扉を開く鍵が、書く瞑想です。

一緒に続けていきましょう。本書を通して、少しでもあなたの幸せに貢献できたら、著者として、これ以上に嬉しいことはありません。

最後になりましたが、編集者の鹿野さん、本当にありがとうございました（この原稿を書き始めてから、伝えたい想いが溢れすぎてしまい。合計すると、本文の10倍くらいの原稿を鹿野さんに送ったように思います）。

そして、無数にある本の中から本書を手に取っていただいたあなたへ。

最後まで読んでくれてありがとうございます。

この本を読んでくれたあなたへ、感謝を込めて、本書の内容を深く学ぶための無料動画セミナーをご用意しました。

本書の内容を動画でも学びたい方、なかなかひとりで実践できない方、継続できない方は、こちらの動画セミナーを活用ください。本書で紹介しきれなかった内容と、テーマ別の質問シートもこちらのページでプレゼントしています。

https://masaoy.com/kaku/

私がサポートします。一緒に実践していきましょう。

これを読んでいるあなたの夢や願いが叶いますように。
悩み苦しみから解放されますように。健やかで、幸せでありますように。
そんな祈りを込めて、本書を締めくくりたいと思います。
ありがとうございました。

吉田昌生

【著者プロフィール】
## 吉田 昌生（よしだ・まさお）

一般社団法人マインドフルネス瞑想協会代表理事
株式会社 Melon チーフマインドフルネスオフィサー

大学卒業後、理想的な心と身体の在り方を瞑想、ヨガ、心理学などを通して研究。インドをはじめ35カ国以上を巡り、様々な文化に触れながら各地の瞑想やヨガを実践。2009年からマインドフルネス指導を始め、日本における「マインドフルネス」の啓蒙・普及に早くから貢献。瞑想、ヨガ、マインドフルネスに関する書籍を多数執筆。累計10万部超え。スポーツクラブのプログラム監修、企業研修、「Upmind」をはじめとする瞑想アプリの監修多数。養成講座を開催し、マインドフルネス瞑想の指導者を育成している。YouTubeでもマインドフルネスに関する動画を配信中 (チャンネル登録者約3万人)。

著書は『1日10分で自分を浄化する方法　マインドフルネス瞑想入門』（WAVE出版）、『1分間瞑想法』（フォレスト出版）、『3分間マインドフルネス：自分をアップデートする28の習慣』（学研プラス）など多数。

【HP】https://www.masao-mindfulness.com/
【Youtube】https://www.youtube.com/c/Mindfulnes

書いて整える1分間瞑想ノート

2023年12月2日　初版発行

著　者　吉田　昌生
発行者　太田　宏
発行所　フォレスト出版株式会社
〒162-0824 東京都新宿区揚場町2-18　白宝ビル7F
電話　03-5229-5750（営業）
03-5229-5757（編集）
URL　http://www.forestpub.co.jp

印刷・製本　萩原印刷株式会社
ⓒ Masao Yoshida 2023
ISBN978-4-86680-252-7　Printed in Japan
乱丁・落丁本はお取り替えいたします。